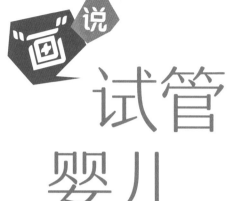

"画"说

试管婴儿

王华伟 —— 主编

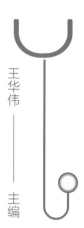

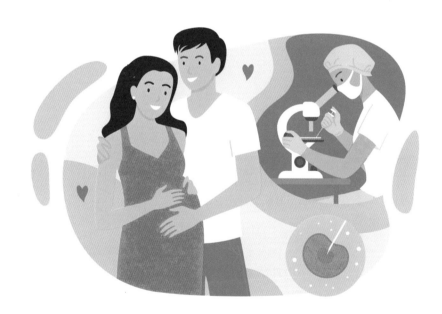

云南出版集团

YNK 云南科技出版社

·昆明·

图书在版编目（ＣＩＰ）数据

"画"说试管婴儿 / 王华伟主编. —— 昆明：云南
科技出版社, 2021.12
ISBN 978-7-5587-3972-9

Ⅰ. ①画… Ⅱ. ①王… Ⅲ. ①试管婴儿—基本知识
Ⅳ. ①R321-33

中国版本图书馆CIP数据核字(2021)第263046号

"画"说试管婴儿
"HUA" SHUO SHIGUAN YING'ER

王华伟　主编

出 版 人：温　翔
策　　划：刘　康
责任编辑：汤丽鋆
封面设计：长策文化
责任校对：张舒园
责任印制：蒋丽芬

书　　号：ISBN 978-7-5587-3972-9
印　　刷：昆明亮彩印务有限公司
开　　本：787mm×1092mm　1/16
印　　张：8.25
字　　数：120千字
版　　次：2021年12月第 1 版
印　　次：2021年12月第 1 次印刷
定　　价：48.00元

出版发行：云南出版集团　云南科技出版社
地　　址：昆明市环城西路609号
电　　话：0871-64192372

"画"说
试管婴儿

编委会

主　编

王华伟

副主编

马誉铷　苏梦驰　闫　瑾　马锦霞　杨继青
龙艳喜

编　委（排名不分先后）

徐玉庭　莫　晖　李煜阳　徐　丽　杨继青
马誉铷　苏梦驰　王华伟　马锦霞　龙艳喜
闫　瑾

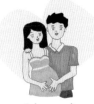

前 言

　　生育一个可爱的宝宝，对有些人来讲是很简单的事情，但是对不孕不育的您而言，真是太难了！试管婴儿技术是帮助我们解决不孕不育问题的好帮手，但试管婴儿技术并不是万能的，试管婴儿也有失败的可能。我们怎么才能够提高试管婴儿成功率呢？

　　《"画"说试管婴儿》这本书以提高试管婴儿成功率为目标，从试管婴儿助孕的流程出发，用通俗的语言，针对科学备孕、试管前检查、试管婴儿助孕及科学保胎等问题为您解读晦涩难懂的试管婴儿技术，通过大量生动活泼的插图，帮助您更直观了解这项技术，以期能够提高试管婴儿的成功率。

　　在本书中，我们分享了为什么夫妻双方都要共同备孕，备孕时长，以及科学备孕该如何做的问题。通过三个月的共同努力养出优质的卵子和精子，最终形成优质的胚胎，为提高试管成功率打好基础。在进入试管周期之前，首先要明确是什么原因造成了不孕不育，这样才能制订最适合您的个体化治疗方案。在促排卵过程中，您心中定有"千千结"，因此，我们通过生动的插图和直观的表格为您呈现每一步的注意事项。我们还剖析了造成胚胎停止发育的因素，让您可以做到"有备而战"，让胚胎免受"外界的攻击"，能够顺利着床并发育成健康的胎儿。

　　希望《"画"说试管婴儿》这本书能够帮助您走出不孕不育的困扰，让您早日圆梦。祝您好孕！

王华伟

2021年12月10日于昆明

"画"说

试管婴儿

目 录

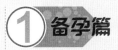

① 备孕篇

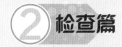

② 检查篇

③ 辅助生殖篇

④ 保胎篇

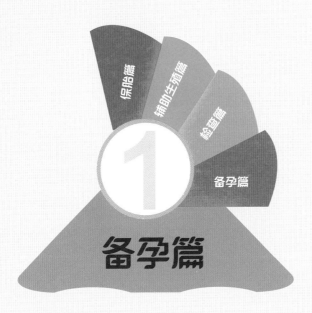

保胎篇 辅助生殖篇 检查篇 备孕篇

1

备孕篇

繁育之本
——迎接健康宝宝的孕前准备

正常受孕要具备的条件

科学备孕攻略

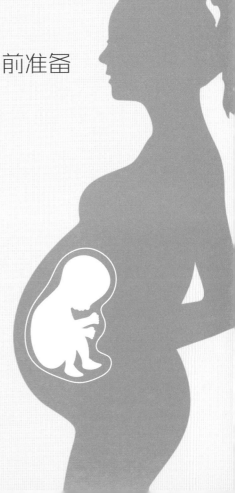

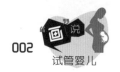

正常受孕要具备的条件

栽种育苗需要种子、土壤、养料等基础条件。成长过程中秧苗还会受到气候和害虫等多方面因素的影响。孕育宝宝也是如此，影响怀孕的因素也可以简单地总结如下：

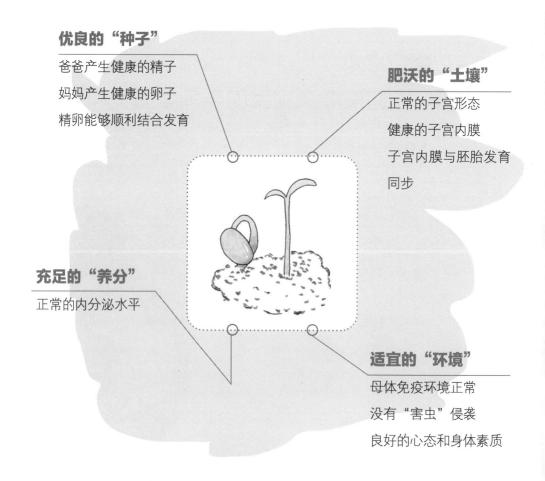

优良的"种子"

爸爸产生健康的精子

妈妈产生健康的卵子

精卵能够顺利结合发育

肥沃的"土壤"

正常的子宫形态

健康的子宫内膜

子宫内膜与胚胎发育同步

充足的"养分"

正常的内分泌水平

适宜的"环境"

母体免疫环境正常

没有"害虫"侵袭

良好的心态和身体素质

优良的"种子"

爸爸产生健康的精子。爸爸产生健康的精子的条件是身体健康、没有重大疾病或染色体异常等情况，各项孕前检查（详见本书第16页）结果均正常。

妈妈产生健康的卵子。妈妈产生健康的卵子也并不是一件很容易的事。年龄、遗传、卵巢储备、内分泌、免疫、生活环境、生活习惯等因素均可影响女性排卵功能和卵子的质量。情况严重时甚至会导致排卵异常、卵子成熟障碍及异常受精等情况。

精卵能顺利结合并发育。只有男女双方具备通畅的生殖道并能正常进行性生活，健康的卵子才有机会在输卵管壶腹部受精（顺利受精的时间一般为排卵期后12～24小时）。而后，受精卵借助输卵管蠕动和管腔内纤毛的摆动到达子宫宫腔。

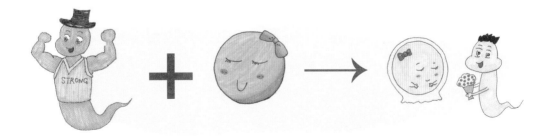

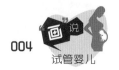

肥沃的"土壤"

正常的子宫形态。子宫肌瘤、子宫腺肌症、子宫畸形等会对胚胎着床和发育产生一定不良影响。但不是所有的子宫形态异常都影响生育功能。医生会根据具体情况做出诊断并给出最适合的建议。

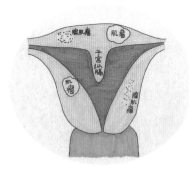

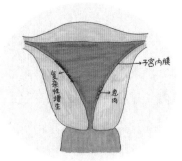

健康的子宫内膜。子宫内膜的厚度是呈周期性变化的,一般月经结束时子宫内膜厚度≤5mm,而卵泡发育成熟时,正常内膜厚度在9mm左右。除了厚度适中,胚胎顺利着床还需要有正常的子宫内膜形态。子宫内膜息肉、子宫内膜复杂性增生等均不利于胚胎着床。

子宫内膜与胚胎发育同步。子宫内膜有一个极短的接受胚胎的时期。这个时期被称为"种植窗(着床窗)"。这一时期的子宫内膜允许胚胎实现定位、黏附、浸润,并使子宫内膜间质改变从而适合胚胎着床。着床窗一般开始于排卵后5天,并持续5天左右。若这段时间内胚胎与子宫内膜彼此没有实现同步发育则胚胎难以成功着床。

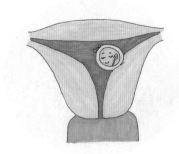

充足的"养分"

正常的内分泌水平。 如果说子宫内膜是"土壤"，雌激素和孕激素就好比水分与肥料。此外，还有很多激素一起协同发挥作用。胚胎发育每个时间段所需要的"养分"配比并不完全相同，有经验的医生会对辅助生殖助孕的患者进行专业指导。

适宜的"环境"

免疫环境正常。 免疫环境错综复杂，若出现异常，将会导致母体与胚胎"不兼容"，进而胚胎无法正常发育，甚至危害母体健康。

没有"害虫"侵袭。 这里的"害虫"是指感染因素。很多病原体都会影响胚胎的发育，因此需要去除各类病毒、有害细菌和真菌等的影响。

良好的心态。 焦虑、抑郁等负面情绪均可能影响内分泌系统，不利于胚胎着床和发育。

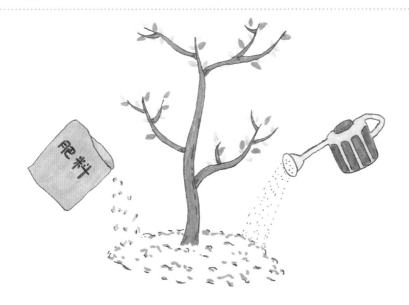

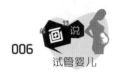

科学备孕攻略

备孕是指夫妻双方有计划地怀孕，为实现优孕而进行必要的前期准备。备孕是优孕与优生优育的重要前提。为保证成功妊娠、提高生育质量、预防不良妊娠结局，夫妻双方都应做好充分的孕前准备，让宝宝"有备而来"。

科学备孕

远离不良环境因素

科学饮食

戒烟戒酒，不熬夜

作息规律，适量运动

备孕期用药要谨慎

孕前检查不能少

排卵监测

备孕时长

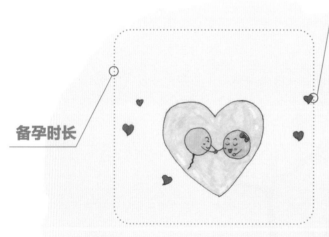

备孕的时长

备孕时长：3~6个月。因为卵子从始基卵泡发育到成熟卵泡约需要85天，精子从产生到成熟需要约84天。所以，想要拥有优质的卵子和精子，至少需要提前3个月就开始准备。

科学备孕

　　研究表明，科学备孕对提升精子和卵子的质量具有重要意义，产生优质的生殖细胞是孕育健康后代的前提。备孕不仅仅是女方的事，应该夫妻双方一同制订计划。做负责的父母，从备孕开始。

远离不良环境因素

　　外界环境直接或间接影响人的生殖健康。在制订计划的同时，我们需要对相关的知识有所了解。影响生育的不良环境因素包括物理因素、化学因素和生物因素。

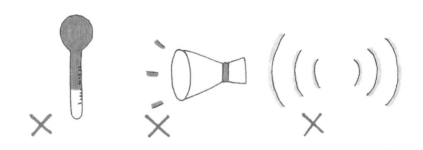

　　物理因素。影响生殖健康的物理因素主要包括各类辐射、噪声和温度等。怀孕前3个月应避免X线、CT等检查。若不知自己怀孕的情况下做了上述检查，应咨询专科医生再决定是否继续妊娠。噪声可引起神经-内分泌系统改变，备孕夫妻或孕妇应尽量避免长期处于噪声环境中。高温可影响精子、卵子质量和胚胎发育，建议备孕夫妻避免长时间处于高温环境中，应尽量避免桑拿、温泉浴等。男性不要穿紧身牛仔裤等。

　　化学因素。影响生殖健康的化学因素主要指各类重金属、有机溶剂、农药残留、汽车尾气等。这些因素超过一定的阈值均可引起胎儿发育异常、染色体异常、流产等。备孕夫妻和孕妇应尽量避免接触此类物质。

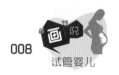

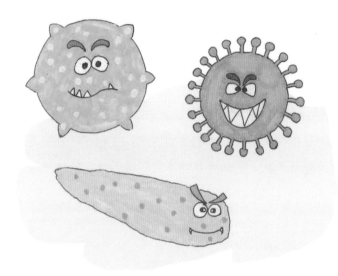

生物因素。影响生殖健康的生物因素主要指各种微生物的感染。目前认为，风疹病毒、弓形虫、巨细胞病毒是导致胎儿畸形的主要生物因素。夫妻双方应该在备孕前就进行相关检查以排除感染因素。一旦感染需要及时就医。若风疹病毒抗体阴性应尽早接种疫苗。

科学饮食——备孕期间这样吃

备孕期间该怎么吃是备受关注的问题。根据2018年版《备孕妇女膳食指南》，备孕女性应在孕前3～6个月就做好准备，以满足孕期妈妈和宝宝的营养需求。虽然孕期对能量和大多数营养素的需求均高于非孕期，但"均衡"仍然是备孕期和孕期膳食的最重要原则。

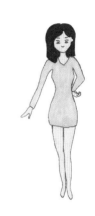

保持适当的身材。何为适当的身材呢？临床上最常用的评价指标是体质指数（BMI），计算方法是BMI=体重（kg）/［身高（m）^{2}］。中国人的正常BMI为18.5～23.9，过高和过低均可导致内分泌失调，降低生育力。

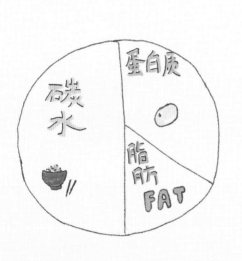

控制能量摄入。能量的摄入应参考BMI进行调整，摄入碳水化合物：蛋白质：脂肪的比例为5：3：2的较为合理。即使在减肥期，仍应该保证一定量的脂肪、蛋白质和碳水化合物摄入，少食多餐，配合运动降低总能量摄入。如果需要增肥，也应该避免高糖、高热量食物的摄入，多食用易消化的食物，适当运动。（常见主食能量见附录4）

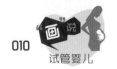
　　备孕期要避免的食物。 油炸食品、腌制食品、烧烤、油腻食品、高糖食品、过度加工食品等都属于备孕期要避免的食物。此外，备孕夫妻尽量减少外食，注意饮食卫生，吃熟食，以免导致各种急性或慢性的健康损害。

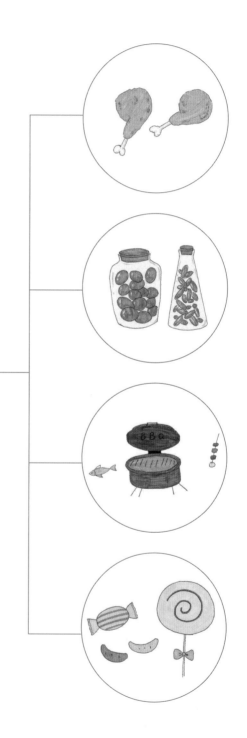

专家连线 备孕期间建议补充的营养元素

· 叶酸。研究表明，孕早期叶酸缺乏可引起流产、神经管畸形和死胎。专家建议，从备孕开始补充叶酸，整个孕期均可持续补充，至少要保证补充到怀孕满3个月，$400\sim800\mu g/d$。食物中叶酸容易受到破坏，建议额外口服叶酸制剂进行补充，有条件者可根据基因检测结果个性化制定补充剂量。曾育有神经管畸形、先天性心脏病、唇腭裂胎儿的女性，再次怀孕时应加大叶酸的补充量，具体需到门诊进行咨询后用药。

· 碘。碘是合成甲状腺素的原料，若缺乏会影响胎儿的大脑神经系统以及骨骼、肌肉的发育，补充过量则导致甲状腺疾病的发生率增加，总体而言，碘不足的危害大于碘过量，备孕和孕期由于碘需求量的增加，要注意补充。有条件者可进行尿碘测定以明确补充剂量。甲状腺功能正常的情况下，备孕期及孕期每周食用$1\sim2$次海带、紫菜等富碘食物。

· 铁。铁不足可引起早产、低出生体重、胎儿智力不可逆损伤，因此，备孕期及孕期应食用富铁食物补充需要，如动物血、肝脏、红肉等，也可通过补充剂补充，建议补充20mg/d。

· 钙。钙是胎儿骨骼、牙齿、神经肌肉发育的必要元素。一般可在中期妊娠后加强补充，适宜的每日摄入量为早期妊娠800mg，中期妊娠1000mg，晚期妊娠1200mg。每日最高摄入量不宜超过2000mg。

· 维生素A、维生素B、维生素C、维生素E。一般健康饮食不易缺乏这些维生素，可以通过均衡饮食达到需求量，条件不允许者可口服复合维生素进行补充，不宜过量。

· 辅酶Q10。辅酶Q10能增加生殖细胞能量供给从而改善生殖细胞质量和妊娠结局，备孕期夫妻双方可适当补充。

最重要的还是保持健康的生活方式，均衡饮食，在专业医生的指导下使用一定的补充剂，复合维生素比单一补充要好，尽量不要单一补充，更不能超量服用。营养补充剂不一定选最贵的，但最好选择来自正规公司的合格产品。

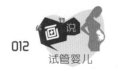

戒烟戒酒，不熬夜

吸烟饮酒可直接或间接对男性生殖系统产生不良影响，导致精子数目减少、活动力降低、畸形率增加等，造成受孕困难，胚胎质量不佳等。主动和被动吸烟均会影响女性内分泌功能，使卵巢功能下降，甚至导致流产、胎儿畸形等严重后果。精子和卵子成熟大约需要3个月时间，因此建议从怀孕前3~6个月男女双方均需要戒烟戒酒。

作息规律，适量运动

备孕期间要生活规律，保证充足的睡眠。疲劳和生物钟紊乱均会影响身体的正常生理机能，造成免疫系统紊乱，导致不良妊娠结局。

备孕和孕期不宜久坐不动或剧烈运动，可选择慢跑、散步、瑜伽等适度的有氧运动。运动时要选择干净、安全的运动场地。（常见运动燃脂平均值见附表5）

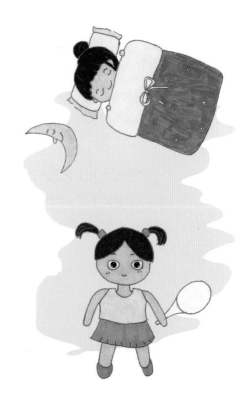

注意口腔健康

怀孕期间女性血液中血小板含量降低，若此时拔牙则较难止血。拔牙后继发生感染也将造成严重的后果。因此，女性应在孕前3～6个月解决诸如龋齿、牙周炎、拔牙等问题并在备孕期和孕期做好口腔卫生，保护好牙齿。

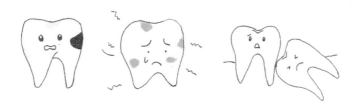

备孕期用药要谨慎

原则上备孕期夫妻双方应尽量避免一切不必要的用药。但若备孕期间生病，不可拖延或擅自用药，而应立即咨询专业医生，医生会权衡利弊，使用相对安全的药物。高血压、糖尿病、甲状腺功能减退等慢性疾病的患者，不可自行停药，应咨询医生后，遵医嘱换用备孕期和孕期也可使用的替代药物。

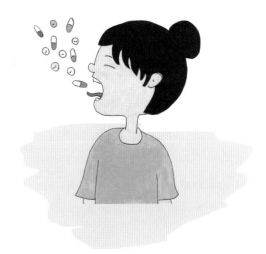

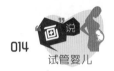

孕前检查不能少

无特殊疾病的人群，应在怀孕前3个月完成常规孕前检查，确认没有健康问题方可开始备孕。既往有基础疾病或高危因素的应在检查时如实告知医生，以增加专项检查。

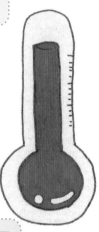

排卵监测。体温监测和超声监测是常用的监测排卵方法。进行体温监测应注意：①每天醒来后未进行任何活动前就测量体温；②排卵日体温最低；③排卵后体测上升 $0.3 \sim 0.5 ℃$。

采用超声监测排卵则应于月经第8天行超声检查了解卵泡发育情况。

孕前遗传咨询。曾有不良孕产史、生育遗传病/畸形患儿、近亲结婚的夫妻，以及夫妻一方或双方患遗传病或有遗传病家族史的，应尽早进行遗传咨询。医生会根据遗传风险给出相应建议。

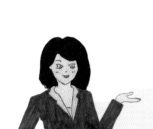

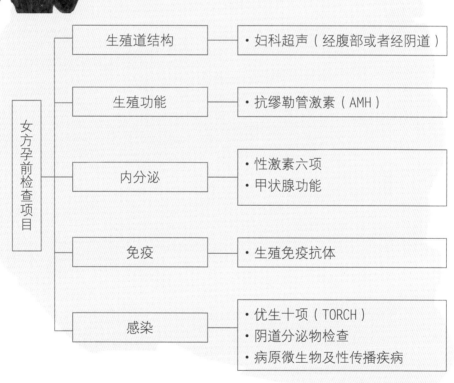

女方孕前检查项目

生殖道结构 → ·妇科超声（经腹部或者经阴道）

生殖功能 → ·抗缪勒管激素（AMH）

内分泌 → ·性激素六项
·甲状腺功能

免疫 → ·生殖免疫抗体

感染 → ·优生十项（TORCH）
·阴道分泌物检查
·病原微生物及性传播疾病

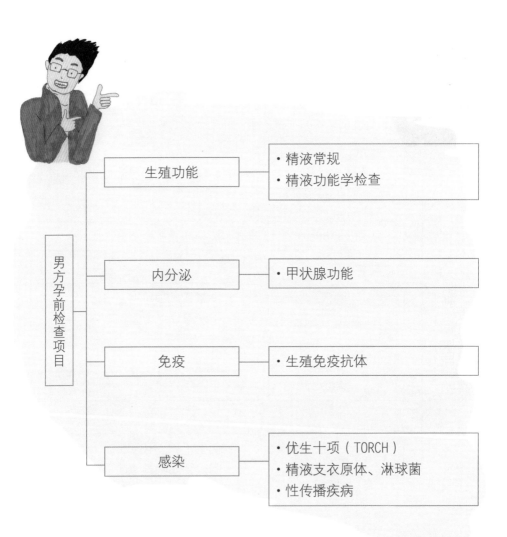

男方孕前检查项目

生殖功能
- 精液常规
- 精液功能学检查

内分泌
- 甲状腺功能

免疫
- 生殖免疫抗体

感染
- 优生十项（TORCH）
- 精液支衣原体、淋球菌
- 性传播疾病

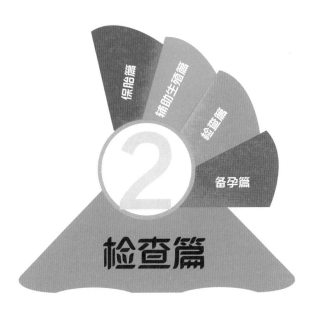

2

保胎篇

辅助生殖篇

检查篇

备孕篇

检查篇

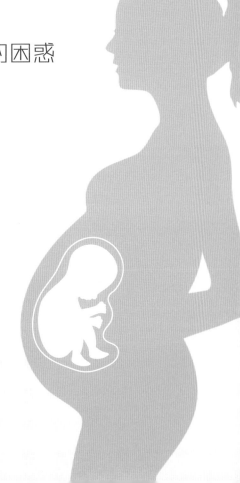

等待的考验
——新生命久候不至的困惑

不孕不育找上了我?

第一次去医院该准备什么?

不孕不育检查哪些项目?

不孕不育相关报告解读

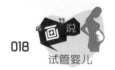

不孕不育找上了我?

不孕不育是一种低生育力状态，是指一对夫妻未采取避孕措施、有规律性生活至少12个月未能获得临床妊娠的情况。其中，临床妊娠是指有妊娠的临床征象，并经超声检查，证实存在1个或以上妊娠囊。

随着社会的发展，不孕不育发病率逐年上升，每8对夫妻中就有1对受到不孕不育问题的困扰。尽管如此，不孕不育患者也不必过度担心，现代医学已经可以解决很大一部分的不孕不育问题，本书将会为您答疑解惑，带来"好孕"。

除了严格意义的不孕不育患者，符合以下条件之一的夫妻如果仍有生育需求也建议尽快到生殖门诊进行检查：

- 月经不规律或闭经
- 两次及以上胚胎停育史
- 子宫内膜异位症或痛经严重
- 严重痤疮或多毛症
- 盆腔炎或异位妊娠史
- 年龄≥35岁
- 在未避孕情况下正常性生活半年未孕

- 腮腺炎史
- 泌尿外科手术史
- 生殖道感染或性病史
- 囊性纤维化或其他遗传病家族史
- 其他：如性功能障碍等

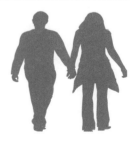

第一次去医院该准备什么?

物品准备

 身份证、就诊卡、医保卡、银行卡、现金等。

 病历本、病历资料、曾经服用或正在服用药物的药品说明书等。

 随身携带笔和小本子,把要咨询医生的问题提前记录在本子上,医生交代的注意事项也可以随时记录下来。

就诊时带好病历资料可以避免重复做检查,有效利用门诊时间,避免遗漏关键信息,更好地保障就医质量,大大节省时间、精力和开支!

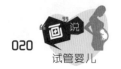
衣物穿戴

为了便于体格检查，请尽量穿宽松的衣裤，不要穿连体裤和紧身连裤袜等不便于穿脱的衣服。

建议穿舒服的鞋子，方便穿脱，最好是不用系带的。

就诊时间

月经规律的女性在月经干净2～3天、不同房、不清洗阴道的情况下就诊。月经周期紊乱的女性可以随时来医院就诊。

男方可以在就诊前2～7天排1次精液。

需要抽血检查的夫妻请尽量在早上9点以前空腹到医院准备接受检查。生殖门诊上午相对拥挤，下午患者相对少。就诊前可根据本次就诊目的妥善安排时间，避开就诊高峰。

病史回顾

在就诊前，应认真阅读和填写下方问卷，帮您回顾病史。这些资料是主管医生做出诊断并确定治疗方案的重要依据。

◆一般资料

女方姓名＿＿＿＿＿＿出生年月＿＿＿＿＿＿＿身高体重＿＿＿＿；男方姓名＿＿＿＿＿＿出生年月＿＿＿＿＿＿

◆婚育史

1. 双方初婚还是再婚＿＿＿＿，与现任同居＿＿＿＿年，结婚＿＿＿＿年，有无两地分居＿＿＿＿，性生活是否正常＿＿＿＿

2. 曾经用什么方法避孕？（若上过节育环，请注明上环取环时间）＿＿＿＿完全没有避孕有多少年了？＿＿＿＿

3. 一共怀过几次孕？＿＿＿＿现有几个儿子/女儿＿＿＿＿每次怀孕的具体时间和结局如何？与现任还是前任？按时间填写：

如＿＿＿＿年怀孕＿＿＿＿周行＿＿＿＿（□顺产□剖宫产□人流□自然流产□胎停清宫□宫外孕保守治疗/手术治疗□葡萄胎清宫）

＿＿＿＿＿＿＿＿＿＿＿＿＿＿＿＿＿＿＿＿＿＿＿＿＿＿＿＿＿＿＿

＿＿＿＿＿＿＿＿＿＿＿＿＿＿＿＿＿＿＿＿＿＿＿＿＿＿＿＿＿＿＿

◆月经史

1. ＿＿＿＿岁来第一次月经，月经一般＿＿＿＿天干净，＿＿＿＿天来一次月经，最近一次月经几月几日来的？＿＿＿＿

2. 月经量正常吗？＿＿＿＿有无痛经？＿＿＿＿（痛经程度＿＿＿＿）是否因月经出血不止做过刮宫术？＿＿＿＿＿＿＿＿＿＿＿＿＿＿＿＿＿

3. 如果月经不规则，最长多少天来一次月经，最短多少天来一次月经，最近三个月的末次月经＿＿＿＿＿＿＿＿＿＿＿＿＿＿＿＿＿＿＿＿＿＿＿＿

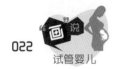

◆男方检查和治疗史

1. 以往男方是否检查过精液？_____如有，提前准备好之前的精液分析报告单。

2. 男方幼年是否患过腮腺炎？_____是否长期服用棉籽油？_____

3. 是否做过睾丸或附睾穿刺？_____如有，提前准备好之前的手术记录。

4. 其他疾病或手术史_____。

◆女方不孕症检查和治疗史

1. 是否检查过输卵管？（时间、结果、报告单）_____

2. 是否监测过排卵？一共监测了_____个月，卵泡（□会□不会）自己长大，（□会□不会）自己排卵，用过什么促排卵药？_____监测排卵同房后未孕？_____

3. 腹腔镜手术记录？_____宫腔镜手术记录？_____（时间、地点、结果、报告单）

4. 是否做过人工授精？□否□是（请按时间顺序请填写时间、地点、次数、结局）

_____

5. 是否做过试管婴儿？□否□是（请按时间顺序填写每周期用药方案、取卵数、胚胎数、移植次数、结局）

如：_____年_____月，_____方案，取卵_____枚，形成可用胚胎_____枚，新鲜移植_____枚，冷冻移植_____枚，结局_____。

_____

_____

◆妇科疾病史

1. 以往患过什么妇科疾病? ＿＿＿＿＿＿＿＿＿＿＿

怎么治疗的? ＿＿＿＿＿＿＿＿＿＿＿＿＿＿＿＿＿

2. 最近3个月是否使用过激素药物，如促排卵药、DHEA、达英-35或其他避孕药等? ＿＿＿＿＿＿＿

3. 最近3个月是否吃过中药? ＿＿＿＿＿

◆其他系统疾病史、过敏史和手术史

1. 您以前是否患过什么疾病

□乙型肝炎（乙肝）□甲型肝炎（甲肝）□结核□梅毒□艾滋病□心脏病□高血压□糖尿病□甲状腺功能亢进（甲亢）□甲状腺功能减退（甲减）□肾炎□其他: ＿＿＿＿＿＿＿＿

怎么治疗的? ＿＿＿＿＿＿＿＿最近复查情况＿＿＿＿＿＿＿

2. 最近1年有无接触过化工原料、装修过的房子、购买新家具等?

＿＿＿＿＿＿＿＿＿＿＿＿＿＿＿＿＿＿＿＿＿＿＿＿＿＿

3. 之前是否做过手术?

＿＿＿＿＿＿＿＿＿＿＿＿＿＿＿＿＿＿＿＿＿＿＿＿＿＿

4. 有没有药物过敏情况?

＿＿＿＿＿＿＿＿＿＿＿＿＿＿＿＿＿＿＿＿＿＿＿＿＿＿

◆其他情况

如果还有其他特殊情况请写明＿＿＿＿＿＿＿＿＿＿＿＿＿＿

＿＿＿＿＿＿＿＿＿＿＿＿＿＿＿＿＿＿＿＿＿＿＿＿＿＿

进入诊室前准备好上述材料可以提高就诊效率。不要等进了诊室再着急寻找，即耽误就诊时间，还让自己产生紧张情绪。

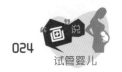

不孕不育检查哪些项目？

影响生育的因素有很多。生殖科医生明确患者的病因就好比是警察侦破案件，需要找到确切的"证据"才能"锁定嫌疑人"。只有通过诊断病情才能有针对性地解决问题。医生安排一系列的检查项目正是为了"对症下药"。

一般而言，不孕不育的检查涉及一线检查和病因检查两个方面。

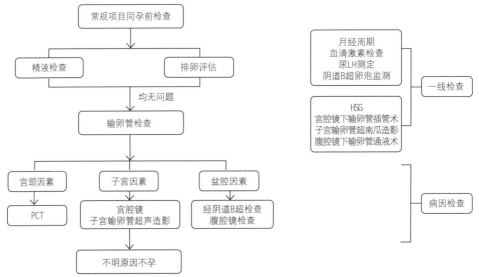

注：PCT即宫颈黏液性交后试验；HSG即子宫输卵管碘油造影

常规的孕前检查项目包括影响生育的生殖、免疫、内分泌、感染等病因筛查，若查出异常需要及时纠正；若检查基本正常，则可根据流程进一步明确病因，采取针对性治疗措施。

根据病情，医生会安排相应检查，常见检查包括输卵管检查、宫腔镜和外周血染色体核型分析等。除此之外，在进行有创操作之前，还需做好术前检查。

外周血染色体核型分析

染色体是基因的载体，染色体数目或结构的改变可导致染色体疾病。染色体疾病在临床上常引起流产、死胎、生殖功能障碍（不孕症、复发性流产、畸胎等）、新生儿智力低下、第二性征发育异常、外生殖器两性畸形及先天性多发畸形等。

专家连线 需进行外周血染色体核型分析和遗传咨询的人群

·男性睾丸发育不全伴无精子症、少精子症、精子畸形率高和男性不育症患者。

·不明原因的不孕不育患者。

·两性内、外生殖器畸形者。

·有明显的智力发育不全、生长迟缓或伴有其他先天畸形者。

·夫妻双方或一方有染色体异常。

·曾生育染色体异常患儿的夫妻。

·复发性流产、死胎或分娩畸形儿的夫妇。

·女性卵巢发育不全伴原发性闭经患者。

·35岁以上的孕妇。

·继发性闭经患者、有害物质接触者、孕期优生优育检查者。

宫腔镜检查

宫腔镜可以用来进行子宫腔的观察、相关疾病的诊断和治疗。宫腔镜检查还可以搔刮刺激子宫内膜，有利于胚胎着床。宫腔镜检查具有直观、准确、不伤子宫的优点。

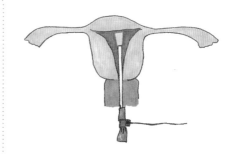

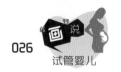
　　宫腔镜适用的情况。宫腔镜适用于功能性子宫出血的检查，黏膜下肌瘤、子宫内膜息肉、宫腔粘连、子宫畸形、宫内节育环异常等情况的处理，以及流产后残余胚胎组织的清除。

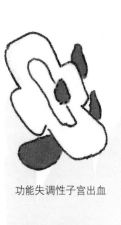

功能失调性子宫出血

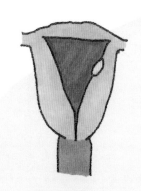

黏膜下肌瘤、子宫内膜息肉处理

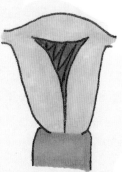

处理各种原因导致的宫腔粘连

清除流产后残留的胚胎组织

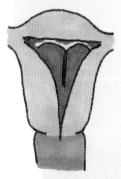

宫内节育环异常处理

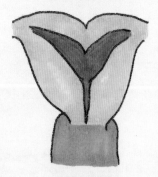

子宫畸形的诊断及矫正

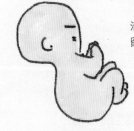

帮助明确不孕病因

宫腔镜手术注意事项。进行宫腔镜手术之前及之后都应遵照医生的嘱咐，做好准备与护理。

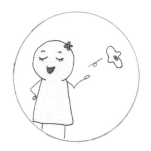

1 宫腔镜手术一般在月经干净后3～7天进行最佳。

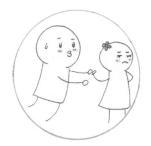

2 月经后或术前3天禁止性生活。

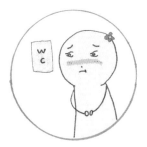

3 术前患者可适当憋尿，便于术中B超监测。

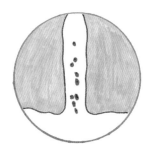

4 宫腔镜电切术后2个月内可有少量阴道出血，第3个月月经基本正常。

宫腔镜手术疼不疼？ 这个问题的答案因人而异。一般来说，宫腔镜经过宫颈口时需要扩宫，检查发现可疑病变时需要取点活检，治疗时会进行一些微创操作，这些都会导致疼痛。因此，患者可根据自己疼痛耐受程度选择不同的麻醉方式。

宫腔镜手术要多久？ 单纯的宫腔镜检查一般15～20分钟可完成。如果在检查过程中发现病变需进行治疗时则时间相对较长。大部分治疗在半小时到1小时内可完成，必要时也可能转为其他手术方式。

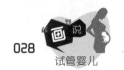

宫腔镜的作用。宫腔镜经阴道、宫颈进入宫腔，可以发现宫颈管及宫腔内的多种异常，包括宫颈、宫腔内是否有赘生物，宫腔形态、结构是否正常，双侧输卵管开口是否正常，子宫内膜是否正常等。

除此之外，宫腔镜可以发现很多影响胚胎植入的因素：宫腔粘连、子宫内膜息肉、子宫肌瘤、子宫畸形等。部分病变可以进行宫腔镜下手术处理，很多生殖中心在为患者检查的同时就完成了治疗。术中取到的组织可以送病理检查，明确疾病性质，有助于指导下一步治疗。

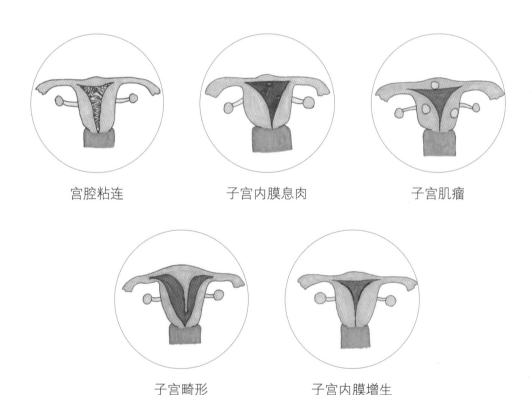

宫腔粘连　　　　　　　子宫内膜息肉　　　　　　子宫肌瘤

子宫畸形　　　　　　　子宫内膜增生

输卵管检查

输卵管检查的方法。输卵管堵塞、积水并不会给女性带来特殊的感觉或症状。因此，只有进行输卵管检查才能够明确输卵管是否通畅。输卵管检查通常有输卵管造影术、输卵管通水、超声晶氧检查、宫腹腔镜下检查几种方法。

	输卵管造影术（HSG）	输卵管通水	超声晶氧检查	宫腹腔镜下检查
方法	通过导管向宫腔及输卵管注入造影剂，行X线摄片显影	通过导管将0.9%氯化钠溶液注入子宫腔，药水经输卵管后到达盆腔，根据阻力判断输卵管通畅度	将一种过氧化氢复合物溶解后注入宫腔，形成微小气泡，与体液形成对比，可在超声下进行检查	经腹打孔，行宫腹腔镜微创检查
优点	目前最经典、有效的筛查方法，方便、安全、经济	对设备要求低，操作简单，价格便宜	显影快，安全性高	准确度高，主要用于治疗
缺点	缺乏对输卵管周围粘连情况、伞端形态的了解，有一定假阳性率	结果主观性强	难以直接观察液体在双侧输卵管内的流动情况	比较昂贵

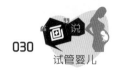

输卵管常见问题。精子和卵子在输卵管壶腹部相遇、结合，之后通过输卵管纤毛的蠕动将受精卵送到子宫着床。输卵管不通畅、纤毛蠕动障碍、输卵管积水等情况都会直接导致女性不孕。

输卵管疏通后也无法保证受精卵一定能够正常着床。并且疏通输卵管并非一劳永逸，3~6个月后输卵管可能会再次发生粘连、堵塞。

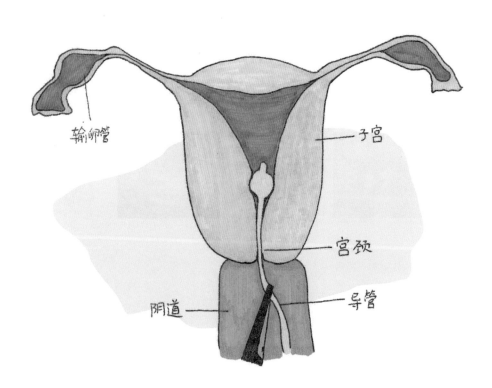

输卵管造影的注意事项。 输卵管造影前、后都有需要注意的事项，应遵照医生交代的内容，做好准备，顺利完成检查。

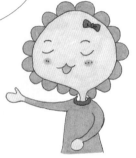

首先，做输卵管造影之前要先进行白带常规检查，排除生殖道炎症。对于有急慢性盆腔炎、附件炎的患者必须治愈后才能进行输卵管造影。

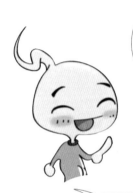

暖暖，你知不知道输卵管造影检查前有哪些要注意的？

输卵管造影前男方需要做什么检查吗？

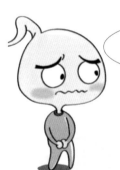

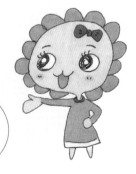

当然要啦！怀孕是夫妻双方共同努力的结果。因此，输卵管造影之前应先行男方精液常规检查，若男方患有严重少、弱、畸形精子症，可直接行试管婴儿助孕，女方则无须进行输卵管检查。

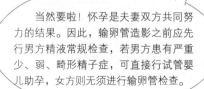

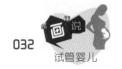
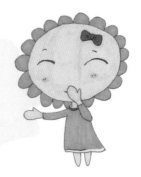

输卵管造影前1周内应避免性生活以降低盆腔感染的风险。

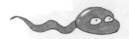

弱弱地问一句，做输卵管造影疼吗？检查后有哪些注意事项呢？

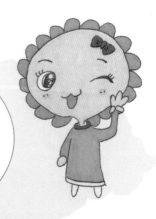

输卵管造影整个检查过程大概半小时。医生将造影剂通过患者阴道注入宫腔，患者可能会觉得下腹部比较胀。术后一般口服3天抗生素预防感染，2周内禁盆浴和性生活。术后1周内，患者可能会出现少量阴道出血，如果没有其他不适无须就诊。如果阴道流血量多或出血时间超过1周应及时就医。还有，别忘了做完输卵管造影当月要避孕哦。

术前检查

无论手术大小，患者都要高度重视。生殖科常进行的手术操作包括宫腔镜、腹腔镜、清宫术、取卵术、人工授精术、试管婴儿等。在做这些手术前，均需要进行相关术前检查。常规的术前检查包括：血常规、尿常规、肝肾功能、血糖血脂、血型、凝血功能、肝炎系列、梅毒、艾滋病、淋球菌、心电图等。

我洁身自好，为什么手术前让我查艾滋病？我身体平时挺好的，为什么查乙肝？我经济并不宽裕，术前检查可不可以不做？

艾滋病和乙肝等感染性疾病均有多种感染途径，在您不知情的情况下也有感染的可能性，且感染后会对后代健康产生不良影响。手术前进行艾滋病和乙肝的筛查主要是排除感染风险。

手术前医生需要通过检测血常规、血生化、凝血功能、心电图等判断机体状态能否耐受手术，术中有无潜在风险，有传染病的患者需要特殊安排和处理。了解您的血型以利于在手术期间大出血情况下进行的备血。如果出现异常指标则需要及时治疗，待指标正常后再进行手术，这样才能将手术风险降至最低。

事实上，一般情况下这些项目加起来需要数百元，但这些都是术前必不可少的检查。

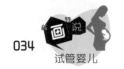
支原体和衣原体检测

支原体感染、衣原体感染是最常见的生殖感染病原体。大部分患者感染支原体或衣原体后无任何临床症状和不适感觉。男性感染可引起前列腺炎、附睾炎、精子异常；女性感染可引起白带异常、阴道炎、宫颈炎、子宫内膜炎、输卵管炎等。不同程度的尿频、尿急、排尿刺痛，尿液浓缩，尿道口轻度红肿，分泌物稀薄和量少等是感染的早期症状。通过分泌物检查一般能发现病原体，出现症状或合并感染时需要根据药敏实验结果进行治疗。

不孕不育相关报告解读

性激素六项的检测

性激素六项是检查女性内分泌激素水平的常规项目。性激素六项包括卵泡刺激素（FSH）、黄体生成素（LH）、雌二醇（E_2）、孕酮（P）、睾酮（T）、催乳素（PRL）。想要解读检查结果，首先要看检查的目的是什么。女性在不同年龄、生理周期的不同阶段，性激素值也是各异的。

日期	激素名称	缩写	激素反映的功能或提示存在的问题
月经期	卵泡刺激素	（FSH）	·女性卵巢机能或垂体机能状态 ·男性生精功能
	黄体生成素	（LH）	·女性卵巢机能或垂体机能状态 ·男性生精功能
	雌激素	（E_2）	·卵巢机能状态
黄体期	孕激素	（P）	·是否有黄体机能不全 ·是否有着床障碍 ·是否排卵
	雌激素	（E_1）	·是否有黄体机能不全 ·是否有着床障碍
随时	催乳素	（PRL）	·是否有高催乳素血症 ·是否有排卵障碍和流产可能
	雄激素	（T）	·是否有高雄激素血症、多囊卵巢综合征

对于月经规律者，月经期（来月经的第2～5天，此时的性激素水平称为基础性激素水平）可进行性激素六项的检查；黄体期为月经周期的第15～28天。月经不规律者则随时都可以进行性激素检查。

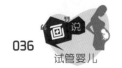

抗缪勒氏管激素

抗缪勒氏管激素（AMH）具有调节细胞分化、发育、促进缪勒氏管退化等作用。女性AMH由卵泡发育早期阶段的卵泡颗粒细胞产生。AMH浓度在成年初期达峰值水平，之后随着年龄的增加逐渐降低，至原始卵泡耗竭时，即绝经前5年内降至无法检测的低水平。

门诊 **昆明医科大学第一附属医院生殖遗传科检验报告单** 第1页,共1页

姓名:	科室:生殖遗传科	样品类型:血清	检验编号:430
性别:女	患者编号:0015742507	样品状态:合格	检验仪器:BioTek
年龄:35岁	床号:	备 注:	

项目名称	检验结果	单位	参考范围		检验方法
				20~40岁 0.24～11.78	
			女性	41~50岁 0.06～1.22	
1 抗缪勒氏管激素(AMH)	5.02	ng/mL		>51岁 0.06～0.36	酶法
			男性	20~60岁 1.45～18.77	
				>60岁 0.34～9.38	

申请医师: 送检日期:2017-08-02 报告日期: 2017-08-07 检验者: 审核者:

※此结果仅对该标本负责，如有疑问请于当日内查询※

AMH变化早于FSH、E_2及B超结果，可反映出卵巢衰退的征兆，临床上用于预测卵子库存量。结合FSH、E_2及B超检查，可以较准确地评估卵巢功能。

AMH检测不受到月经周期的限制，变动不大。如果一年内您在三甲医院查过AMH，下一次就诊时请带好该检查报告，该报告仍可为医生制订治疗方案提供重要参考根据。

TORCH筛查

　　TORCH是指可导致先天性宫内感染及围生期感染，并引起围产儿畸形的一组病原体。TORCH感染可导致孕妈妈流产、早产、死胎等不良妊娠结局。故女性在孕前需要进行TORCH筛查。

　　TORCH筛查是通过检测血清中特异性抗体IgM、IgG亲和力指数确定孕妈妈感染的状况。IgG抗体阳性是既往感染的指标。IgM抗体阳性提示现有感染，需治疗后再怀孕；若已怀孕，由于IgM分子量大不能通过胎盘，还需检测脐带血中IgM抗体，若结果为阳性可诊断为宫内感染，需及时治疗。

门诊 **昆明医科大学第一附属医院生殖遗传科检验报告单** 第1页, 共1页

姓名:	科室:生殖遗传科	样品类型:血清	检验编号: 117
性别:女	患者编号:1234623919	样品状态:合格	检验仪器:BioTek
年龄:28岁	床号:	备　注:	

项目名称	检验结果	参考范围	检验方法
1 弓形虫抗体IgM(Tox-IgM)	阴性(一)	阴性(一)	ELISA法
2 巨细胞病毒抗体IgM(CMV-IgM)	阴性(一)	阴性(一)	ELISA法
3 风疹病毒抗体IgM(RV-IgM)	阴性(一)	阴性(一)	ELISA法
4 单纯疱疹病毒1型抗体IgM(HSV1-IgM)	阴性(一)	阴性(一)	ELISA法
5 单纯疱疹病毒2型抗体IgM(HSV2-IgM)	阴性(一)	阴性(一)	ELISA法
6 弓形虫抗体IgG(Tox-IgG)	阴性(一)	阴性(一)/阳性(+)	ELISA法
7 巨细胞病毒抗体IgG(CMV-IgG)	阴性(一)	阴性(一)/阳性(+)	ELISA法
8 风疹病毒抗体IgG(RV-IgG)	阳性(+)	阴性(一)/阳性(+)	ELISA法
9 单纯疱疹病毒1型抗体IgG(HSV1-IgG)	阳性(+)	阴性(一)/阳性(+)	ELISA法
10 单纯疱疹病毒2型抗体IgG(HSV2-IgG)	阴性(一)	阴性(一)/阳性(+)	ELISA法

申请医师:　　　　送检日期:2017-09-14　　报告日期: 2017-09-16　　检验者:　　　　　审核者:

※此结果仅对该标本负责，如有疑问请于当日内查询※

专家连线 生活中预防TORCH感染的注意事项

· 吃熟食、削皮的水果或洗净的蔬菜、避免与宠物及宠物粪便直接接触。

· 易感人群应早检查、早诊断、及时治疗。

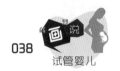

· 对RV抗体阴性的育龄妇女应接种RV疫苗，但妊娠前1个月和妊娠期禁止接种。

· 妊娠早期确诊为原发感染或宫内感染，应积极咨询医生并了解感染对胎儿的影响。

· 若在妊娠中晚期发生宫内感染或再次感染者，可在严密监测下继续妊娠。

白带常规检查

白带是一种阴道分泌物，主要来自宫颈腺体、前庭大腺，此外还含有子宫内膜、阴道黏膜的分泌物等。

门诊 **昆明医科大学第一附属医院生殖遗传科检验报告单** 第1页,共1页

姓名:	科室:生殖遗传科	样品类型:分泌物	检验编号: 007
性别:女	患者编号:1235308090	样品状态:合格	
年龄:43岁	床号:	备 注:	

项目名称	检验结果	单位	检验方法
1 PH	<4.5		酶法
2 过氧化氢（H2O2）	阴性(一)		酶法
3 唾液酸酶（SA）	阴性(一)		酶法
4 白细胞脂酶（LE）	阴性(一)		酶法
5 滴虫（TV）	未检出	/HP	镜检法
6 酵母样真菌孢子	未检出	/HP	镜检法
7 假菌丝	未检出	/HP	镜检法
8 加德纳球杆菌	未检出	/HP	镜检法
9 线索细胞	未检出	/HP	镜检法
10 上皮细胞	少	/HP	镜检法
11 阴道杆菌	少	/HP	镜检法
12 杂菌	+	/HP	镜检法
13 白细胞	少	/HP	镜检法
14 清洁度	Ⅱ°	/HP	镜检法

申请医师: 送检日期:2017-09-07 报告日期: 2017-09-07 检验者: 审核者:

※此结果仅对该标本负责，如有疑问请于当日内查询※

外观。正常阴道分泌物为白色稀糊状，一般无气味，与月经周期性激素水平有关。近排卵期白带清澈透明、稀薄似鸡蛋清，量可增多；排卵期2~3天后白带混浊黏稠、量少、行经前量又增加；妊娠期白带量较多。如自觉有异常请及时到医院就诊。

清洁度。 Ⅰ～Ⅱ度属正常白带；Ⅲ～Ⅳ度为异常白带，提示有阴道炎症，主要包括细菌性、霉菌性、滴虫性阴道炎检查的同时可发现有关病原体。单纯清洁度改变常见于非特异性阴道炎，包括化脓性、老年性或婴幼儿的阴道炎。

　　酸碱度。 阴道正常pH≤4.5，患有滴虫性或细菌性阴道炎时白带的pH值升高，可高于5或6。

　　白细胞。 高倍视野下正常白带仅见1～2个白细胞，白细胞增多提示滴虫病或宫颈炎。

　　真菌检查。 阴道真菌多为白色念珠菌，俗称"霉菌性阴道炎"，最典型症状是外阴瘙痒、灼痛、性交痛，以及尿痛。

甲状腺功能检测

　　甲状腺是人体重要的内分泌器官，甲状腺状态与妊娠结局关系密切。因此，夫妻双方应该在孕前就检查甲状腺功能。

　　若甲状腺检查结果出现异常，1～2周后复查。复查结果仍异常则需在孕前用药，将TSH、FT3、FT4调至正常再准备怀孕。

门诊 **昆明医科大学第一附属医院生殖遗传科检验报告单** 第1页，共1页

姓名：	科室:生殖遗传科	样品类型:血清	检验编号:662
性别:女	患者编号:0005185128	样品状态:合格	检验仪器:cobas e 601
年龄:42岁	床号:	检验方法:电化学发光法	备 注:

	项目名称	英文名称	结果	单位	参考范围
1	促甲状腺激素	TSH	3.10	μIU/mL	0.27～4.2
2	游离三碘甲状腺原氨酸	FT3	4.62	pmol/L	3.1～6.8
3	游离甲状腺素	FT4	15.69	pmol/L	12～22
4	甲状腺球蛋白抗体	A-TG	<10.00	IU/mL	<115
5	抗甲状腺过氧化物酶抗体	A-TPO	6.34	IU/mL	<34

申请医师：　　　送检日期:2017-09-15　　报告时间: 2017-09-15　　检验者：　　　审核者：

※此结果仅对该标本负责，如有疑问请于当日内查询※

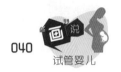

促甲状腺激素（TSH）： TSH升高提示甲减，TSH降低提示甲亢。

游离T3（FT3）和游离T4（FT4）： 二者是甲状腺直接发挥作用的激素，它们的变化一般与TSH相反，升高提示甲亢，降低提示甲减。

甲状腺抗体（球蛋白抗体、过氧化物酶抗体等）： 升高提示存在自身免疫紊乱，数值越高程度越严重，一年内一般不易变化。

精液分析

根据《WHO人类精液实验室检验手册（第5版）》分析第5版标准，正常的精液应满足以下条件：

精液量。 正常育龄男性每次排精量为1.5～6mL。但精液量与排精频度密切相关。

色泽、黏稠度。 正常精液呈灰白色、乳白色，60分钟内液化。出现红色或淡红色的精液，考虑出血、受伤及肿瘤等情况。精液发黄，同时白细胞升高，提示有炎症，可能为前列腺炎或精囊炎等。

酸碱度。 正常精液略呈碱性（pH7.2～8.4）。精液pH<7.2，提示精囊腺和前列腺存在炎症、细菌感染，以及单侧或者双侧精囊阻塞等问题；精液pH>8.4，提示存在急性的生殖道感染。

精子密度、精子总数。 精子浓度<15×10^6/mL为少精子症。由于精子进入阴道后会大量死亡，精子数量太少会影响受孕。

精子活动力、精子存活率。 前向运动精子<32%称为弱精子症，表示向前游动的精子太少。由于精子运动能力差，难以游到子宫和输卵管，无法与卵子相遇，造成妊娠失败。

畸形率。 畸形精子增多，多见于精索静脉曲张、泌尿生殖道感染、前列腺炎、尿道炎等患者。免疫功能异常或部分药物也会导致精子发育不成熟而出现畸形。

昆明医科大学第一附属医院生殖遗传科
精液分析报告

姓名：	性别：男	年龄：28 岁	标本号：2017091825
科别：生殖遗传科	床 号：	样本类别：精液	门诊/住院号：
禁欲天数：3	取精方式：手淫	临床诊断：	

精液理化特征及浓度

精液外观：灰白	精液量(mL)：5.1	气味：正常	稀释比：0 凝集度：-
检测温度：37℃	黏稠度：<2cm	pH：7.5	液化时间(分钟)：29
精子活动率(PR+NP)：86.6%	前向运动精子活动率(PR)：61.7%	精子浓度(百万/毫升)：97.4	
红细胞(个/高倍视野)：/	白细胞(个/高倍视野)：/		

活动力及运动轨迹分析结果

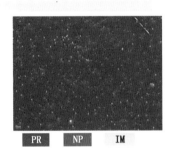

WHO第五版标准	项目名称	检测精子数	精子浓度(百万/毫升)	百分率(%)	精子总数(百万)
	前向运动精子(PR)	923	60	61.7	306
	非前向运动精子(NP)	373	24.3	24.9	123.93
	不动精子(IM)	201	13.1	13.4	66.81
	合计	1497	97.4	100	496.74

PR NP IM

根据速度参数平均值	项目名称	平均值	慢速	中速	快速
	曲线速度VCL(μm/s)	41.3	12.5	25.5	53.1
	直线速度VSL(μm/s)	18.2	2.8	11.5	23.7
	平均速度VAP(μm/s)	26.2	6.1	16.9	33.6
	线性指数LIN%	44.1	22.6	45	44.7
	直性指数STR%	69.6	46.2	67.9	70.6
	振动指数WOB%	63.4	48.9	66.2	63.3
	头部侧向平均振幅ALH(μm)	2	1.3		2.2
	鞭打频率BCF(Hz)	8.4	7.5		8.7

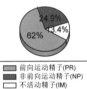

24.9%
13.4%
62%

■ 前向运动精子(PR)
■ 非前向运动精子(NP)
□ 不活动精子(IM)

根据WHO第五版精液分析标准

精子活动率(PR+NP)： ≥40%	前向运动精子活动率： ≥32%	精子浓度：[≥15百万/毫升]
精液外观： [灰白]	精液量： [≥1.5mL]	黏稠度： <2cm
pH ： [≥7.2]	精子总数(一次射精)： [≥39百万]	液化时间:[<60分钟]

检验日期:2017-09-18	送检医生：	检验者：	审核者：

备 注：

[本次结果仅对该标本有效,如有疑问,请于当日内查询!]

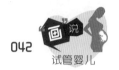
精液功能

　　常规精液分析并不能完全反映精子是否具有正常的受精能力。精液功能学分析能够更准确地评估男性的生育力，预测精子的受精潜能和辅助生育技术的成功率。

　　·精子核DNA碎片过高，说明在精子成熟过程中，DNA完整性被破坏而产生断裂的碎片，可能会影响精卵结合，造成胚胎质量下降等。

　　·顶体酶是受精过程不可缺少的水解酶之一，其活力不足可造成男性不育。

　　·精浆锌可以用来评估附睾、精囊腺、前列腺的功能，判断输精管道梗阻部位，研究附属性腺对男性生育的影响。

门诊 **昆明医科大学第一附属医院生殖遗传科检验报告单** 第1页,共1页

姓名:	科室:生殖遗传科	样品类型:精液	检验编号：014
性别:男	患者编号:1235305422	样品状态:合格	
年龄:31岁	床号：	备 注：	

项目名称	检验结果	单位	参考范围	检验方法
1 无碎片	83.0	%	>70	瑞-吉染色法
2 有碎片	16.0	%	<30（有碎片加退化的精子）	瑞-吉染色法
3 退化的精子	1.0	%		瑞-吉染色法
4 正常形态精子率	10.0	%	≥4%	Diff-Quik
5 精子顶体酶活性定量测定	50.6	$\mu IU/10^6$	48.2～218.7	改良kennedy法
6 一次射精锌总量	13.6	μmol	≥=4.5μmol	改良PAR法

申请医师： 　　送检日期:2017-09-07 　报告日期: 2017-09-07 　　检验者： 　　　　审核者：

※此结果仅对该标本负责，如有疑问请于当日内查询※

生殖免疫抗体检测

免疫因素是导致不孕不育和复发性流产的重要原因。目前，常见的生殖免疫抗体如下：

抗精子抗体。抗精子抗体是以男性的精子为抗原，产生一系列的免疫反应，从而可能引起不孕或者流产。生殖系统感染、创伤、手术、流产、过早性交、经期性交等可诱发。

抗子宫内膜抗体。抗子宫内膜抗体阳性可破坏子宫内膜结构，造成子宫内膜发育不良，致子宫内膜分泌障碍，不利于受精卵着床，最终导致流产或不孕。

抗心磷脂抗体。抗心磷脂抗体是较明确的，引起反复流产的重要致病因素。

抗卵巢抗体。抗卵巢抗体与不孕、流产存在密切关系。

抗透明带抗体。抗透明带抗体可阻止精卵结合、破坏卵细胞、并干扰受精卵的着床，导致患者生育力下降。其抗原 - 抗体复合物的沉积可抑制卵巢功能，导致卵巢衰竭。

抗绒毛膜促性腺激素抗体。抗绒毛膜促性腺激素抗体可破坏hCG对胎儿的保护，致使妊娠不能维持，易造成反复流产。

抗滋养层细胞膜抗体。抗滋养层细胞膜抗体与流产之间有着密切关系。

抗卵泡刺激素抗体。抗卵泡刺激素抗体有拮抗卵泡刺激素的作用，可影响精子和卵子的发育成熟，从而导致男性不育或女性不孕。

仅IgG阳性提示既往有过感染并已产生过抗体，可不治疗，IgM阳性提示目前存在感染，可为新发感染，也可为继发感染，咨询专科医生是否进行免疫调节治疗。

044

门诊 **昆明医科大学第一附属医院生殖遗传科检验报告单**

姓名:　　　　　科室:生殖遗传科　　　　样品类型:血清　　　　检验编号：009
性别:女　　　　患者编号:1235255747　　样品状态:合格　　　　检验仪器:ADC CLIA400
年龄:30岁　　　床号:　　　　　　　　备　注:

项目名称	检验结果	参考范围	检验方法
1 抗精子抗体IgG(ASA-IgG)	0.462	≤1	化学发光法
2 抗精子抗体IgM(ASA-IgM)	0.154	≤1	化学发光法
3 抗透明带抗体IgG(AZP-IgG)	0.475	≤1	化学发光法
4 抗透明带抗体IgM(AZP-IgM)	0.115	≤1	化学发光法
5 抗子宫内膜抗体IgG(AEA-IgG)	0.575	≤1	化学发光法
6 抗子宫内膜抗体IgM(AEA-IgM)	0.307	≤1	化学发光法
7 抗卵巢抗体IgG(AOA-IgG)	0.346	≤1	化学发光法
8 抗卵巢抗体IgM(AOA-IgM)	0.161	≤1	化学发光法
9 抗心磷脂抗体IgG(ACA-IgG)	0.520	≤1	化学发光法
10 抗心磷脂抗体IgM(ACA-IgM)	0.192	≤1	化学发光法

申请医师:　　　送检日期:2017-08-01　　报告日期：2017-08-03　　检验者:　　　　审核者:

※此结果仅对该标本负责，如有疑问请于当日内查询※

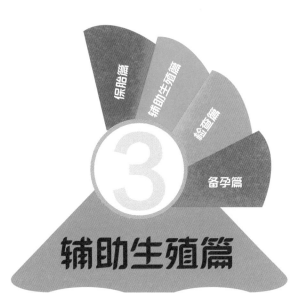

保胎篇

辅助生殖篇

检查篇

备孕篇

3

辅助生殖篇

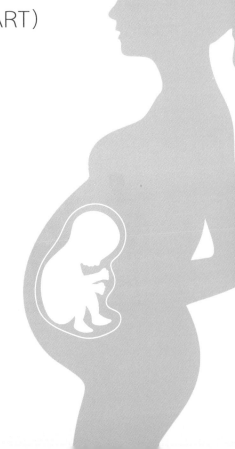

智慧之光
——辅助生殖技术（ART）

哪些人需要寻求 ART 帮助？

选择适合自己的 ART 助孕方式

带你了解促排卵

人工授精

试管婴儿

哪些人需要寻求ART帮助?

从1978年第一例试管婴儿诞生以来，人类辅助生殖技术（ART）已经走过了40多年的发展历程，如今该技术已经日益成熟，并且在快速发展，万千夫妇在辅助生殖技术的帮助下获得了自己的健康宝宝。

近年来，全球范围内一些较大规模的调查研究显示由辅助生殖技术出生的子代与自然受孕出生的子代在出生缺陷、生理发育、智商等方面并无显著差异。也有研究发现，试管婴儿助孕出生的后代低出生体重风险增加，试管后代长大后超重、性早熟的患病率等略高于自然受孕的后代。但这些不利的风险很可能是由不孕夫妇年龄偏大以及导致不孕不育的疾病本身所造成的，并不一定归结于试管婴儿技术本身。至今，全世界已有约500万试管婴儿宝宝出生，第一批试管婴儿技术出的宝宝也已经成人，并生育了健康的宝宝。

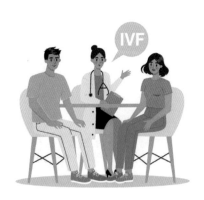

存在以下情况，可以求助人类辅助生殖技术：

· 输卵管性不孕。

· 子宫内膜异位症。

· 男方因素导致不孕。

· 排卵障碍。

· 免疫性不孕。

· 不明原因不孕。

选择适合自己的ART助孕方式

辅助生殖技术（ART）包括了人工授精、试管婴儿及其衍生技术，如第一代试管婴儿技术、第二代试管婴儿技术、第三代试管婴儿技术及卵子、精子、胚胎冷冻、解冻技术等。下面将会主要进行ART技术简介，及其适应证和禁忌证，但最终选择还应在专业医生的指导下结合自身的情况进行。

人工授精

人工授精是将男性精液经优化处理后用人工方法注入女性生殖道或宫腔内，以解决患者不孕的问题。此方法是比较接近自然受孕的助孕方式。根据精液来源的不同，分为丈夫精液人工授精（AIH）和供精者精液人工授精（AID），两者技术相同。

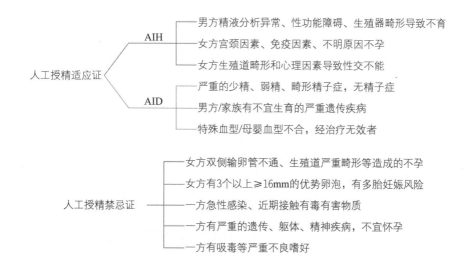

人工授精适应证

AIH
- 男方精液分析异常、性功能障碍、生殖器畸形导致不育
- 女方宫颈因素、免疫因素、不明原因不孕
- 女方生殖道畸形和心理因素导致性交不能

AID
- 严重的少精、弱精、畸形精子症，无精子症
- 男方/家族有不宜生育的严重遗传疾病
- 特殊血型/母婴血型不合，经治疗无效者

人工授精禁忌证
- 女方双侧输卵管不通、生殖道严重畸形等造成的不孕
- 女方有3个以上≥16mm的优势卵泡，有多胎妊娠风险
- 一方急性感染、近期接触有毒有害物质
- 一方有严重的遗传、躯体、精神疾病，不宜怀孕
- 一方有吸毒等严重不良嗜好

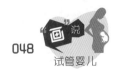
诊断为无精子症的患者需行睾丸穿刺活检来明确生精功能是否丧失。若有正常精子产生，可以采用第二代试管婴儿技术帮助患者获得自己的后代，但是如果患者要求放弃自身生育，需要签署放弃自身生育权的知情同意书，采用供精人工授精或供精试管婴儿助孕。

试管婴儿

试管婴儿全称体外受精与胚胎移植术（IVF-ET），是将患者夫妇的卵子与精子取出体外，于培养皿内受精，发育成胚胎后，在合适的时间和子宫内环境下移植入患者宫腔内，达到妊娠目的。

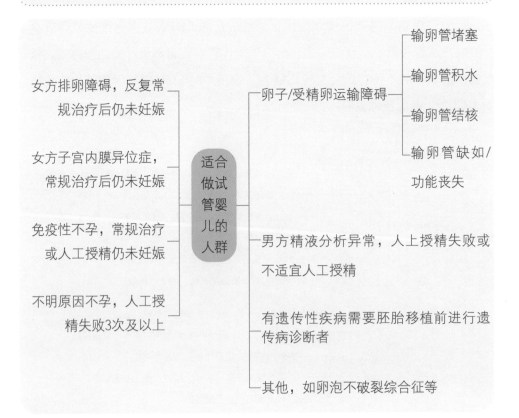

如果您符合做试管婴儿的指征，还必须满足下列3个条件才能为您制订相应的方案：

- 女方卵巢内有一定的卵子储备。
- 女方有适宜胚胎着床的子宫条件。
- 男方有一定数量的成熟精子。

试管婴儿一共有四代技术，这是根据出现时间的早晚进行划分的。每一代技术解决的问题不同，并非二代就比一代强。

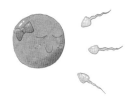

第一代试管婴儿"自由恋爱"

针对：女方输卵管因素、子宫内膜异位症、排卵障碍

将男方取出的精子和女方取出的卵子优化处理后在体外自然结合完成受精，胚胎培养3~5天后再合适条件下移植女方入宫腔使之受孕。

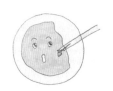

第二代试管婴儿"包办婚姻"

针对：男方严重少弱精，或无精子患者，但穿刺活检发现精子

胚胎学专家选择质量较好的精子，通过精密仪器辅助将精子注入卵子胞浆内，使卵子受精，在合适的条件下将胚胎植入女方子宫腔，使之受孕的技术。

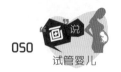
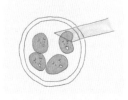

第三代试管婴儿"比武招亲"

> 针对：一方或双方患有单基因遗传病、染色体疾病等遗传问题

通过二代试管婴儿技术形成数个胚胎，继续培养至第3天或第5~7天，每个胚胎取1~3个细胞进行遗传学筛查，选择遗传上正常的胚胎进行移植，使女方受孕的助孕方式。

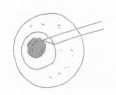

第四代试管婴儿"借卵生子"

> 针对：女方虽有线粒体疾病，卵子质量差导致不受精或不良妊娠结局。目前存在伦理问题，还未推广

将女方卵子的细胞核取出，移植到一位年轻、健康的女性等细胞核的卵细胞质中，形成一个新的优质卵细胞，再通过一代或二代试管婴儿技术进行助孕。

试管婴儿衍生技术

囊胚培养

囊胚培养是将受精后发育到第3天的胚胎（卵裂期胚胎）在囊胚培养液中继续培养2~3天，使胚胎发育成囊胚的过程。囊胚移植妊娠成功率显著高于卵裂期胚胎移植成功妊娠率。

是不是每一位试管婴儿助孕的患者都需要进行"囊胚"培养呢？答案是不一定。要结合患者的实际情况，在权衡利弊的前提下再确定是否进行囊胚培养。

提高种植率，单囊胚移植减少多胎风险

囊胚受环境影响更小，冷冻复苏率更高

为植入前遗传学筛查（PGS）或诊断（PGD）提供时间

囊胚培养好处

囊胚期移植的胚胎发育与子宫内膜更同步，更符合子宫生理环境

有利于胚胎发育潜力的评估与移植胚胎的选择

移植时宫颈黏液少，易于操作，子宫收缩少，利于胚胎着床

囊胚培养风险

囊胚形成率为40%～60%

胚胎数量少或发育潜能低下，可能造成本周期无胚胎可移植的风险

对于受精后第3天三级以上胚胎数≥7个的患者，可以选择冻存2个以上卵裂期胚胎，再将剩余胚胎进行囊胚培养。

胚胎的玻璃化冷冻技术

胚胎的玻璃化冷冻技术就是俗称的"冻卵""冻胚胎"。现代冷冻技术发展迅速，玻璃化冷冻技术已获得医学界广泛认可，并渐渐取代传统慢速冷冻法，成为冷冻胚胎的最佳选择，甚至将此技术运用在高难度的卵子、卵巢组织和人类胚胎干细胞的冷冻上。这项技术的原理即将高浓度的冷冻保护剂在超低温环境下凝固，形成不规则的玻璃化样固体，保存了液态时正常分子和离子分布，因而保持了胚胎细微结构的完整性。

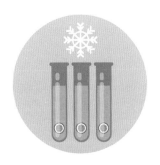

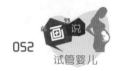

与传统慢速冷冻法相比，玻璃化冷冻技术具有更加简便、迅速、经济等优势，且最大限度地减少对胚胎的损伤。国内大多数生殖中心胚胎实验室都在采用玻璃化冷冻技术进行卵子和胚胎的冷冻。

辅助孵化技术

胚胎好比一个鸡蛋，如果蛋壳因出现了问题无法破裂，那么小鸡就无法孵出。透明带就好比鸡蛋壳，在体外培养过程中，透明带逐渐变脆和失去弹性可能会影响胚胎孵出和进一步着床。通过化学、机械或激光的方法对胚胎透明带进行切薄、打孔，甚至完全切除等处理，以帮助胚胎从透明带中孵出。

未成熟卵母细胞的体外成熟培养技术

未成熟卵母细胞的体外成熟培养（IVM）是模拟体内卵母细胞的成熟环境，从未经药物刺激或低剂量药物刺激的卵巢中直接获取未成熟的生殖泡期的卵母细胞，体外培养为成熟的MⅡ期卵子，用于IVF-ET技术。

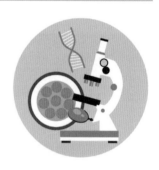

了解促排卵

在人工授精和试管婴儿助孕过程中，大部分患者需要进行"促排卵"，这是怎么回事呢？"促排卵"会不会导致卵巢早衰？具体涉及哪些内容？本节就将带大家一起了解一下促排卵相关知识。

育龄期女性正常月经周期中，每个月有一批卵子被募集，但最终只有1枚卵子成为优势卵泡发育成熟并排出，其余卵泡则会闭锁。辅助生殖技术的顺利进行需要患者有一定数量和质量的卵子作为前提，因此需要进行促排卵治疗。通过促排卵，使得原来同批次中本来要发生闭锁的卵泡得以发育成熟，实际上是资源的再利用，故不会透支卵巢功能，也不会造成卵巢早衰。

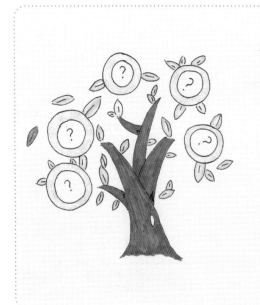

·对于部分单纯排卵障碍或黄体功能不足的患者，可在促排卵后指导同房或人工授精进行试孕，这部分患者促排卵的目标是获得1~2枚发育成熟异顺利排出的卵子，该促排策略称为诱导排卵（OI）。

·对于准备做试管婴儿的患者，其促排卵的目标是在保障安全的前提下获得多个发育成熟的卵子，获卵数在10~15枚较为理想，即控制性卵巢刺激（COS）。

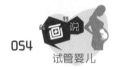

促排卵的步骤

第一步，完善相关检查。促排卵患者进周期前，需要进行相关检查，各个生殖中心的检查项目略有差异，具体参考第二章内容。

第二步，制定个体化促排方案。选择正规医院和有经验的医生制订促排卵方案。医生通常需根据患者的年龄、体质指数（BMI）、AMH、基础性激素、既往促排卵治疗史和手术史制订个体化的促排卵方案。常用的方案有长方案、超长方案、短方案、超短方案、拮抗剂方案、自然周期方案、黄体期促排方案等。

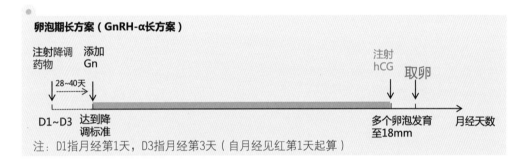

卵泡期长方案（GnRH-α长方案）

注射降调药物　添加Gn　　　　　　　　　　　注射hCG　取卵

28~40天

D1~D3　达到降调标准　　　　　　　　　多个卵泡发育至18mm　月经天数

注：D1指月经第1天，D3指月经第3天（自月经见红第1天起算）

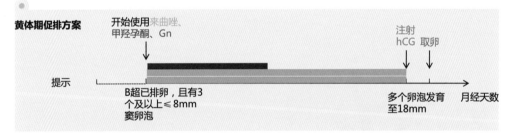

黄体期促排方案

开始使用来曲唑、甲羟孕酮、Gn　　　　　　注射hCG　取卵

提示

B超已排卵，且有3个及以上≤8mm窦卵泡　　　　多个卵泡发育至18mm　月经天数

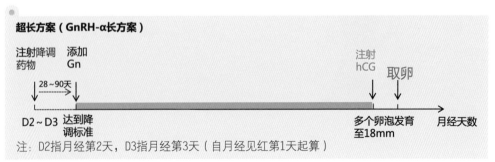

超长方案（GnRH-α长方案）

注射降调药物　添加Gn　　　　　　　　　　　注射hCG　取卵

28~90天

D2~D3　达到降调标准　　　　　　　　　多个卵泡发育至18mm　月经天数

注：D2指月经第2天，D3指月经第3天（自月经见红第1天起算）

拮抗剂方案（GnRH-ant方案）

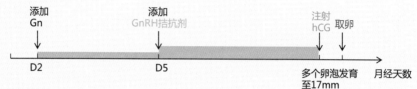

注：D2指月经第2天，D5指月经第5天（自月经见红第1天起算）

微刺激方案

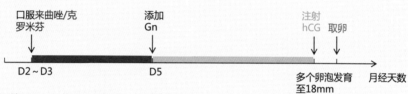

注：D2指月经第2天，D3指月经第3天，D5指月经第5天（自月经见红第1天起算）

自然周期方案

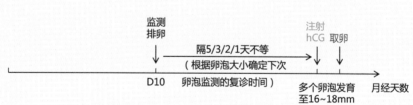

注：D10指月经第10天（自月经见红第1天起算）

黄体期促排方案

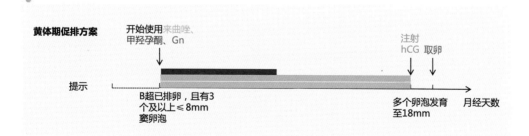

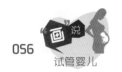
第三步，预处理。进行控制性卵巢刺激（COS）前，医生将对卵巢低反应人群，多囊卵巢综合征（PCOS）患者，男方少、弱、畸形精子症患者进行促排前的预处理。

疾病	预处理方式
卵巢低反应人群	服用维生素E、脱氢表雄酮（DHEA）、生长激素（GH）、雌激素、口服避孕药等，提高卵巢对促排卵药物的敏感性，增加卵子数量和质量
多囊卵巢综合征（PCOS）患者	积极地进行生活方式调整，做到低糖饮食，适当地锻炼；必要时促排前使用口服避孕药、二甲双胍等减少卵巢过度刺激综合征（OHSS）的发生率及胰岛素抵抗情况
轻、中度特发性男方少、弱、畸形精子症患者	根据医生意见可服用生精胶囊等中成药改善生精功能和抗氧化药物，如维生素E、维生素C、辅酶Q10等联合治疗，治疗疗程以3~6个月为宜

促排前降调节治疗

降调节治疗是采用长方案时，患者需要进行降调节治疗。

通过使用降调药物，抑制体内的促性腺激素（Gn）的水平，减少内源性LH峰的提早发生，避免卵子在未完全发育成熟时过早排出。此外，降调药物还可以暂时改善激素依赖性病变，如子宫内膜异位症、子宫腺肌症、子宫肌瘤等，进一步提高辅助生殖技术的成功率。

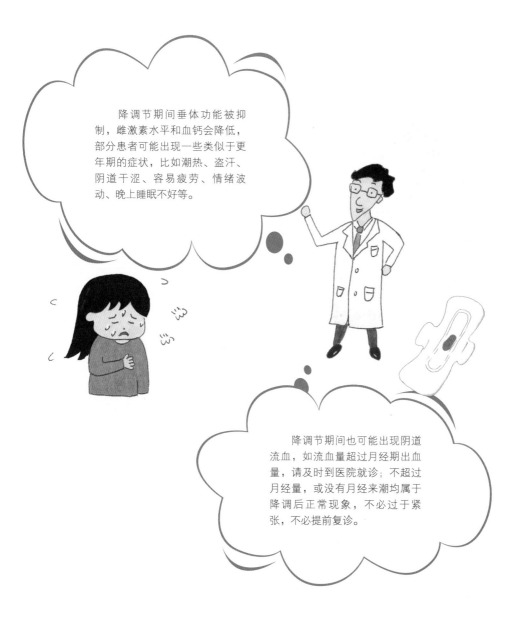

降调节期间垂体功能被抑制，雌激素水平和血钙会降低，部分患者可能出现一些类似于更年期的症状，比如潮热、盗汗、阴道干涩、容易疲劳、情绪波动、晚上睡眠不好等。

降调节期间也可能出现阴道流血，如流血量超过月经期出血量，请及时到医院就诊；不超过月经量，或没有月经来潮均属于降调后正常现象，不必过于紧张，不必提前复诊。

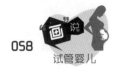

使用Gn促排卵

此阶段一般需要8~15天。患者遵医嘱每天注射Gn，并于规定时间返院监测卵泡发育情况及体内激素水平，直至多个卵泡发育到18mm。该阶段的注意事项如下：

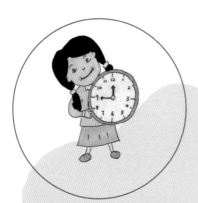

谨遵守医嘱。严格按照医嘱使用药品，最好每天固定一个时间用药，遵医嘱按时就诊抽血检查激素及经阴道超声监测卵泡，并确认下次复诊时间。

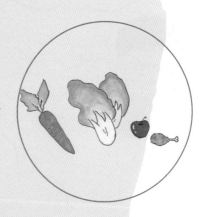

好好吃饭。适当增加高蛋白食物，保持均衡的饮食，只有这样才有利于卵泡生长。

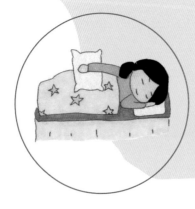

睡个好觉。保证充足的睡眠，按时休息，不要熬夜。如果睡眠质量不好，可以在睡前饮用温牛奶、用热水泡脚、听轻音乐等方法促进睡眠。

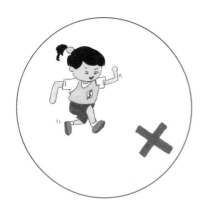

避免剧烈运动。 接受促排卵治疗后不要剧烈运动。因为随着卵泡的长大，卵巢也随之增大，剧烈运动会增加卵巢蒂扭转或卵巢破裂的风险。

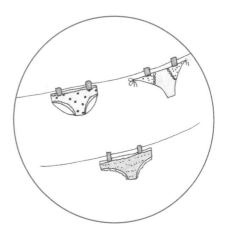

个人卫生。 注意促排针剂可能导致黏性白带增多。因此，为了保持外阴清洁干燥，建议穿棉制宽松的内裤，并勤换内裤预防感染。

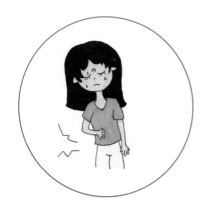

缓解不适。 由于促排针剂的作用，您可能会产生轻微的乳房胀痛和下腹胀痛，还有可能出现口干、潮热、困倦、恶心、眩晕等轻微不适。您可以尽量放松心情，想办法缓解不适，避免过度紧张。

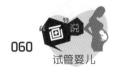

警惕促排卵并发症

任何治疗或手术均可能引起相关的并发症。促排卵治疗较为严重的并发症是卵巢过度刺激，其发生率为5%～8%。医生会在治疗前进行风险评估，并在治疗过程中加以监测。患者自身也要提高警惕，这有助于进一步降低并发症发生的风险，最大限度减少其危害。

卵巢过度刺激综合征（OHSS）是卵巢在促排卵过程中对促排卵药物产生的过度反应，以双侧卵巢多个卵泡发育、卵巢增大、毛细血管通透性异常、异常体液和蛋白外渗进入人体第三间隙为特征的并发症。

大部分患者为轻度OHSS，仅发生轻度的下腹胀痛、恶心、呕吐或伴腹泻、腹围增大，10～14天可自行缓解。极少数患者可发生重度OHSS，甚至发生血栓栓塞、电解质紊乱、呼吸窘迫，危及生命。

轻微的腹胀不必过度担心，注意少食豆类等胀气食物；如果没有恶心、呕吐或腹泻，一般不需要接受特殊治疗；若腹部胀痛厉害，影响到进食、大小便（如尿量明显减少），须及时就诊。注意多进食高蛋白质食物，适当饮用补充电解质饮料。

发生OHSS的高风险人群包括低体重或低体质指数（BMI）、基础窦卵泡数≥19个、基础LH/FSH比值≥2、获卵数≥20个、hCG日雌二醇（E_2）水平≥5000pg/mL的年轻患者。

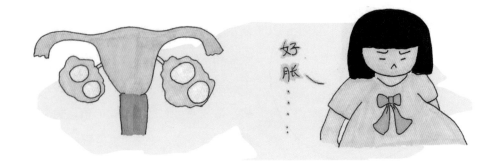

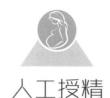

人工授精

前面给大家介绍了人工授精技术，若采用人工授精技术进行助孕，具体如何该准备呢，流程又如何呢？

人工授精所需准备

术前检查：完善相关检查，带齐一年内所有的检查结果，术前检查内容同第二章。

证件准备：夫妻双方身份证（外籍人员提供护照+我国准入签章）原件和复印件；夫妻双方结婚证原件和复印件。

经济准备：人工授精费用3000~5000元，具体看男女双方的身体情况和要检查的项目。

知识准备：人工授精是最接近自然妊娠的助孕方式。一般而言，宫腔内人工授精往往需要1~3个周期，每周期宫腔内人工授精的妊娠成功率为10%~20%，连续治疗3个周期以上，妊娠率可达40%，再增加人工授精的次数并不能提高妊娠率。

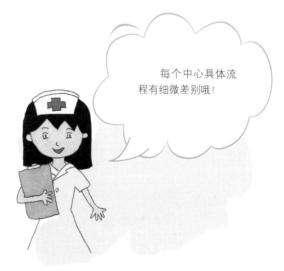

每个中心具体流程有细微差别哦！

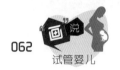
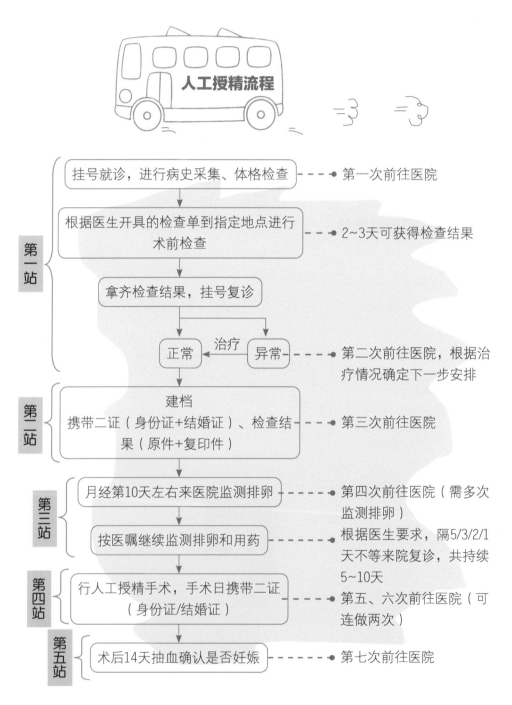

人工授精流程

第一站

挂号就诊，进行病史采集、体格检查 - - - ● 第一次前往医院

根据医生开具的检查单到指定地点进行
术前检查 - - - ● 2~3天可获得检查结果

拿齐检查结果，挂号复诊

正常 ← 治疗 → 异常 - - - ● 第二次前往医院，根据治
疗情况确定下一步安排

第二站

建档
携带二证（身份证+结婚证）、检查结
果（原件+复印件） - - - ● 第三次前往医院

第三站

月经第10天左右来医院监测排卵 - - - ● 第四次前往医院（需多次
监测排卵）

按医嘱继续监测排卵和用药 - - - ● 根据医生要求，隔5/3/2/1
天不等来院复诊，共持续
5~10天

第四站

行人工授精手术，手术日携带二证
（身份证/结婚证） - - - ● 第五、六次前往医院（可
连做两次）

第五站

术后14天抽血确认是否妊娠 - - - ● 第七次前往医院

第一站：检查

进行人工授精前夫妻双方需要身体检查，拿到检查结果后，您需要持检查单至医院挂号复诊，医生将结合检查结果对您的身体情况进行第一次评估，对存在的问题进行积极处理。建议女方月经干净1~2天不同房首诊，男方可提前做精液检查，若男方精液检查结果正常且女方白带检查结果也正常，女方即可进行输卵管通畅度检查（该检查要求女方在月经干净3~7天，不同房情况下检查），若输卵管通畅，则可以进行人工授精助孕。

第二站：建档

夫妻双方接受人工授精助孕手术前需进行身份确认，并于人工授精手术日再次进行身份核实，这一步是必不可少的，这是因为法律规定医院不能实施代孕、胚胎赠送助孕技术，所以请您务必在建档日、人工授精手术日携带身份证和结婚证到现场并配合身份核实。

第三站：监测排卵

一般制订好方案后会在月经第10天开始通过阴道B超，监测排卵，必要时检查性激素，以了解测卵泡发育情况，适时调整药物剂量。患者需要间隔5/3/2天，到医院复诊，具体要听从医生安排，通常需监测卵泡5~10天。当优势卵泡直径达1.8~2.0cm时，提示卵泡发育成熟时，就会安排男方排精液的时间和人工授精的时间。

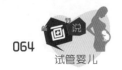
第四站：人工授精术

当优势卵泡成熟，在排卵前48小时到排卵后12小时的时间内，采集丈夫精液于无菌取精杯中，送入实验室进行洗精处理。处理后的精子通过软管送入女方的宫腔内以实现帮助女性受孕的目的。如果是供精人工授精（AID）则只需要确定女方的就诊时间，并提前完成精液检体的预约。人工授精助孕一般连做两次。人工授精患者一般需要口服天然黄体酮或地屈孕酮等进行黄体支持。

第五站：确认妊娠

人工授精14天后进行抽血化验以判定是否怀孕。人工授精一般建议进行3~4个周期，若仍未怀孕，则建议进行体外受精-胚胎移植助孕。

> 需要提交"二证"（身份证、结婚证）的时间节点：建档日（原件、复印件）、人工授精手术日（原件）。
>
> 需要男方必须在场的时间节点：术前检查、建档日（按手印）、取精日。

试管婴儿

选择试管婴儿（体外受精–胚胎移植，即IVF–ET）进行助孕的朋友们，在流程开始前需要做好以下几方面的准备：

试管婴儿所需准备

术前检查。完善相关检查。

证件准备。夫妻双方身份证（外籍人员需提供护照+我国准入签章）原件和复印件；夫妻双方结婚证原件和复印件。

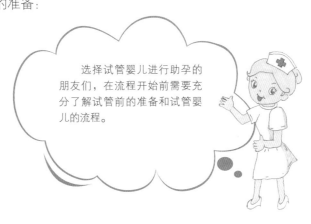

选择试管婴儿进行助孕的朋友们，在流程开始前需要充分了解试管前的准备和试管婴儿的流程。

经济准备。试管婴儿整个流程需要花费1.5万~2.5万元，具体看男女双方的身体情况和要检查的项目。年龄小、问题少，治疗相对较少，费用也相对较低。反之费用则相对有所增加。

知识准备。试管婴儿的成功率取决于很多方面，如患者年龄、身体状况、子宫和卵巢条件，以及有没有合并其他的疾病、男方精子质量、实验室条件、技术水平等。对众多做"试管婴儿"的夫妇进行调查后发现，女方年龄是影响受孕的最重要因素。通常来说，女方年龄不宜超过45岁，随着年龄的增加，卵子的质量和数量都会有所下降。此外，还要结合超声和内分泌检测来判断女性卵巢功能。一般来说，30岁以下女性的妊娠率约为60%，30~35岁女性的妊娠率为40%~50%，35~40岁女性的妊娠率约为30%，40岁以上女性的妊娠率约为10%，可见，年龄越小受孕概率越高。

回说
试管婴儿

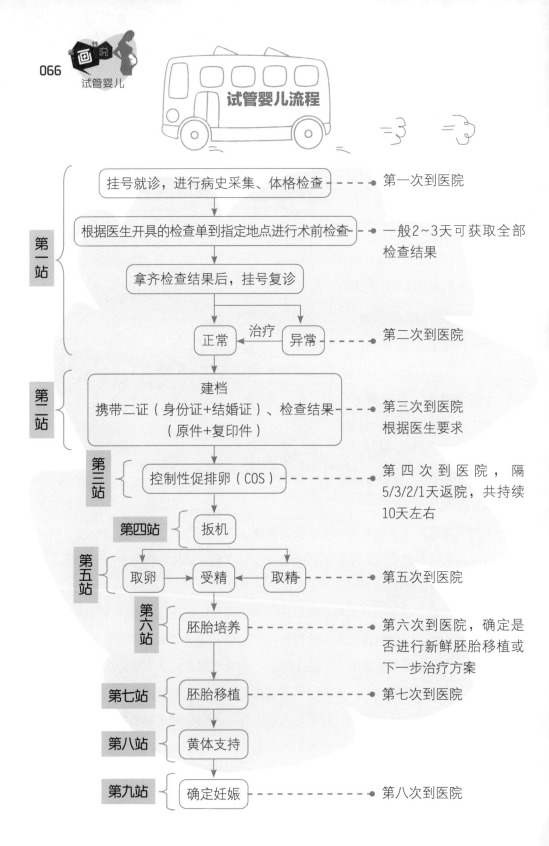

试管婴儿流程

挂号就诊，进行病史采集、体格检查 - - - → 第一次到医院

根据医生开具的检查单到指定地点进行术前检查 - - → 一般2~3天可获取全部检查结果

拿齐检查结果后，挂号复诊

第一站

正常 ←治疗— 异常 - - - → 第二次到医院

第二站

建档
携带二证（身份证+结婚证）、检查结果 - - - → 第三次到医院
（原件+复印件）根据医生要求

第三站

控制性促排卵（COS） - - - → 第四次到医院，隔5/3/2/1天返院，共持续10天左右

第四站

扳机

第五站

取卵 → 受精 ← 取精 - - - → 第五次到医院

第六站

胚胎培养 - - - → 第六次到医院，确定是否进行新鲜胚胎移植或下一步治疗方案

第七站

胚胎移植 - - - → 第七次到医院

第八站

黄体支持

第九站

确定妊娠 - - - → 第八次到医院

第一站：检查

夫妻双方需要进行IVF前的身体检查，当拿到检查结果后，您需要持检查单至医院挂号复诊，医生将对您的身体情况进行第一次全面系统的综合评估，对存在的问题进行积极处理，如若男女任何一方患有泌尿生殖系统急性感染、性传播疾病、女方子宫不具备妊娠功能或严重躯体疾病则不能进行IVF助孕。

第二站：建档

夫妻双方于开展IVF助孕前需进行身份确认，并于取卵日、移植日再次进行身份核实，这一步是必不可少的。因法律规定医院不能实施代孕、胚胎赠送助孕技术，所以夫妻双方在建档日、取卵日、移植日携带身份证和结婚证，否则会影响IVF治疗进度。

第三站：促排卵

试管婴儿助孕的患者进行控制性促排卵(COS)，医生会根据女方年龄、BMI、AMH、基础FSH、LH、E_2、窦卵泡数目、既往促排卵治疗卵巢的反应性、盆腔手术史等来评估卵巢功能根据评估结果。通常可将试管婴儿助孕女性分为：卵巢反应正常人群、卵巢高反应人群、卵巢低反应人群，并制定个性化促排卵方案。详见本章促排卵方案部分。

第四站：扳机

待卵泡发育至即将成熟时，通过注射hCG或GnRH-a促进卵母细胞成熟和诱发排卵。上述药物的注射一般安排在晚上进行，所以俗称为"夜针"，扳机后一般34~38小时取卵。

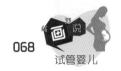

第五站：取卵

取卵术（OPU）是医生在B超引导下，将取卵针穿过患者阴道后穹窿，将卵巢中的卵泡液和卵子的吸入试管中，后交予胚胎实验室胚胎学家，胚胎学家将在显微镜下对卵子的大小、形态、成熟度进行评估和处理，并确定卵子培养时间和受精方式。取出的卵子部分可能因不受精或者停止发育被淘汰。因此，取出的卵子数目不一定等于胚胎数目。

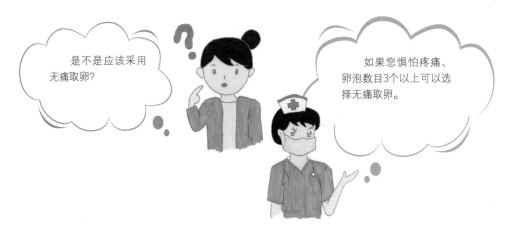

是不是应该采用无痛取卵？

如果您惧怕疼痛、卵泡数目3个以上可以选择无痛取卵。

取卵进行时。 进入手术室，您需按照医生要求摆好体位，医生将取卵针穿过阴道后穹窿进行取卵，手术平均时间10~20分钟。卵泡数量多，取卵时间相对较长，反之较短。如遇较难实施手术的患者，也可能会稍微增加取卵的时长。取卵过程中如若您有任何的不适，请及时告知医生。

取卵后注意事项。 取卵后需要注意：

· 取卵后需在留观室观察半小时，若取卵后有轻微腹痛和阴道少量流血属于正常反应，请勿紧张。若出现阴道流血量增多、腹痛、腹胀加剧、恶心、尿量减少、体重和腹围增加等症状请及时就诊。

· 取卵后请注意保暖，预防感冒，多饮水，饮食方面应注意少盐、少量多餐、增加高蛋白食物，预防便秘。避免跑、跳和剧烈运动，取卵后勿同房。取卵后注意休息，体位改变时（如转身、翻身、下蹲等）动作需缓慢。

·取卵后第二天早晨空腹返院抽血并进行B超检查，医生会根据您的身体情况、子宫内膜情况及激素水平决定是否进行新鲜胚胎移植。

第六站：取精

取卵日男方同时取精，医生常规会建议男方提前禁欲3~5天后通过手淫法取精。梗阻性无精子症患者可通过附睾穿刺取精，极度少弱精症可行睾丸穿刺取精。

取精后夫妻双方需在候诊大厅等待精液优化处理结果，若经分析评估认为精液可满足一代试管婴儿的受精条件，可遵医嘱取药打针；若精液优化后精子质量差，达不到一代试管婴儿的受精要求则需改做ICSI。故取卵和取精后夫妻双方需保持手机通畅，如胚胎培养过程中发生异常情况，医生会及时与您联系。

第七站：授精

胚胎学家会将优化处理好的精子和卵子，并进行授精评估受精情况。

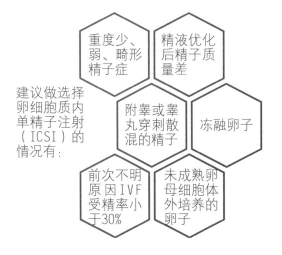
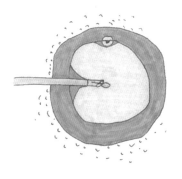

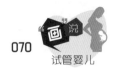

第八站：胚胎培养

医生将形成受精卵的新鲜胚胎移入胚胎生长培养液中，第2～3天观察胚胎发育情况，通过胚胎的形态给每个胚胎进行评分。

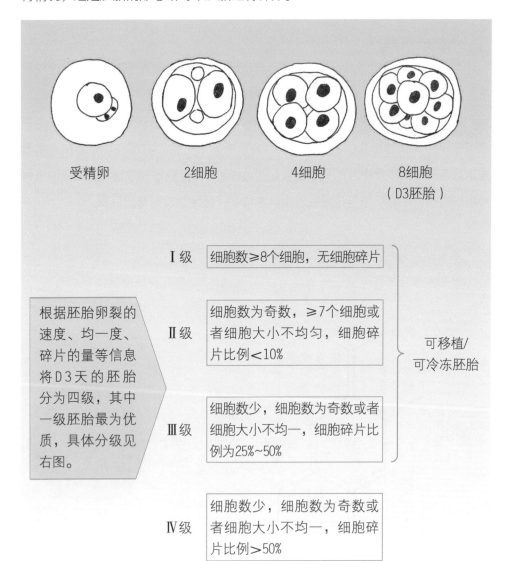

受精卵　　　2细胞　　　4细胞　　　8细胞
（D3胚胎）

根据胚胎卵裂的速度、均一度、碎片的量等信息将D3天的胚胎分为四级，其中一级胚胎最为优质，具体分级见右图。

级别	说明	
Ⅰ级	细胞数≥8个细胞，无细胞碎片	
Ⅱ级	细胞数为奇数，≥7个细胞或者细胞大小不均匀，细胞碎片比例<10%	可移植/可冷冻胚胎
Ⅲ级	细胞数少，细胞数为奇数或者细胞大小不均一，细胞碎片比例为25%~50%	
Ⅳ级	细胞数少，细胞数为奇数或者细胞大小不均一，细胞碎片比例>50%	

注：D3指第3天

专家连线 **囊胚培养**

如果胚胎数量较充裕，可选择部分胚胎进行囊胚培养。囊胚也是通过评分系统来评估囊胚发育潜能的。目前，国际上已基本达成共识，认为囊胚发育阶段≥3期预示着较好的妊娠结局，评分≥3BB的囊胚为优质囊胚。

根据囊胚腔的大小和是否孵化出囊胚腔，将囊胚发育分为6个期：

1期 早期有腔室囊胚，囊胚腔的体积小于胚胎总体积1/2 ⎤
⎥ 早期囊胚
2期 囊胚腔体积大于或等于胚胎体积的1/2 ⎦

3期 囊胚腔完全占据了胚胎的总体积 ⎤
⎥
4期 扩张囊胚，囊胚腔完全占满胚 ⎥ 内细胞团和滋养
胎，胚胎变大，透明带变薄 ⎥ 层细胞均可划分
⎥ 分为A、B、C三个
5期 正在孵出的囊胚 ⎥ 等级
⎥
6期 囊胚完全从透明带中孵 ⎦

通常，内细胞团会发育成胎儿，滋养层细胞会发育成胎盘。

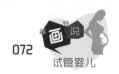
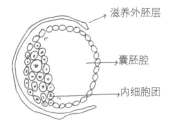

D5囊胚结构示意图

滋养外胚层

囊胚腔

内细胞团

内细胞团分级	评分标准
A	细胞数目多，排列紧密
B	细胞数目少，排列松散
C	细胞数目很少

滋养层细胞分级	评分标准
A	细胞较多，排列致密
B	细胞较少，排列松散
C	细胞稀疏

第九站：胚胎移植

胚胎培养后，医生在超声引导下将胚胎移植入您的子宫腔内。胚胎移植可分为新鲜胚胎移植与冷冻胚胎移植。

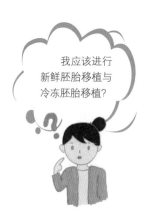

我应该进行新鲜胚胎移植与冷冻胚胎移植？

冷冻胚胎

质量差的胚胎一般不予冷冻。

医生可控制子宫内膜发育速度，使之和将复苏的胚胎的发育最大限度地保持一致。

新鲜胚胎

没有冷冻和解冻的过程损伤，质量较差的胚胎也可以移植。

促排过程中，激素调控易导致子宫内膜和胚胎的发育情况不一致。

不宜移植的情况

若存在以下情况，建议您取消新鲜胚胎移植，调整身体后再行冻胚移植：

· 子宫内膜条件差。促排过程中B超提示子宫内膜回声欠均匀，移植日子宫内膜<7mm或>15mm，出现宫腔积液等，或原本患有输卵管积水、宫腔粘连、子宫内膜息肉、子宫内膜异位症、子宫内膜炎等影响子宫内膜容受性因素，不利于胚胎着床。

· 发生卵巢过度刺激征。获卵数≥15个，E_2≥5000pg/mL，同时出现了严重腹胀、腹痛、腹水等情况。

· 激素水平不合适。若注射hCG日P>1.5ng/mL时，可能影响子宫内膜容受性。

· 使用克罗米芬促排的微刺激方案或黄体期促排方案。

· 身体条件不适合移植。若促排过程中您出现了重度感冒、发热等全身性疾病，或严重泌尿、生殖道感染等情况。

对于存在输卵管积水、宫腔粘连、子宫内膜息肉、子宫内膜异位症、子宫内膜炎等降低子宫内膜容受性的因素，建议您先进行积极的处理。

疾病	预处理方式
输卵管积水	输卵管结扎/切除术，如有炎症需对症处理
宫腔粘连	宫腔镜下进行粘连松解术
子宫内膜息肉	宫腔镜下子宫内膜息肉摘除术
子宫内膜异位症	GnRH-a（降调药物）
子宫内膜炎	抗感染治疗
子宫内膜回声不均	宫腔镜明确病因、对症治疗

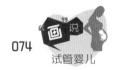

胚胎移植前注意事项

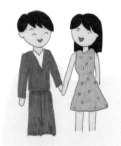

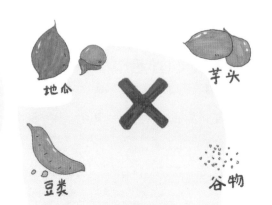

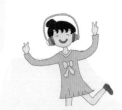

移植日夫妻双方必须到场签字。夫妻双方不能同时到场的不能进行移植术。特殊情况可提前签署授权委托书，由女方代理处理相关事宜。

移植日可吃早餐，但应避免进食容易产气的食物，如牛奶、豆类等。移植日应自备纯净水，移植前需饮水600~800mL，憋小便。适当充盈膀胱有助于移植时清楚胚胎移植管在子宫中的走向。

移植前保持轻松的心态，避免心理应激反应造成的机体内平衡失调，影响胚胎着床。

移植时间点

新鲜胚胎移植时间点。受精后第3天进行卵裂期胚胎移植，受精后第5天或第6天进行囊胚移植。

冷冻胚胎移植准备方案。自然周期方案、促排卵周期方案、人工周期方案及降调节方案都是冷冻胚胎移植准备方案。其中，以人工周期方案最为常见。具体方案的选择需遵医嘱。

自然周期方案D3（月经第3天，自月经见红第1天算起）不用口服来曲唑，其余同促排卵同期方案。

促排卵周期方案：

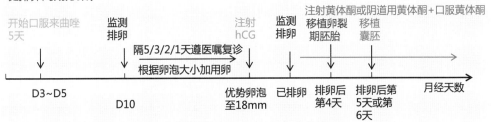

注：D3指月经第3天，自月经见红第1天算起。D5，D10依此类推

人工周期方案：

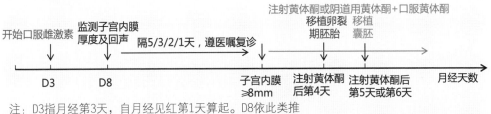

注：D3指月经第3天，自月经见红第1天算起。D8依此类推

降调节方案：

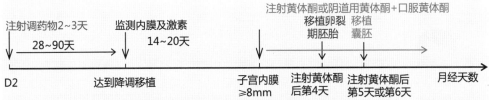

注：D3指月经第3天，自月经见红第1天算起。D8依此类推

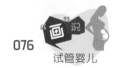

胚胎移植后注意事项

胚胎移植完成后有以下注意事项：

· 胚胎移植后建议您卧床休息15~30分钟，如无不适，在充分了解移植事项后即可离开医院。长时间卧床休息并不会提高临床妊娠率，还可能导致便秘、全身酸痛、焦虑、增加血栓形成风险等。

· 胚胎移植后，患者可以根据自身情况洗头、洗澡，上、下楼梯，做一般的家务。

· 适当活动，多食富含粗纤维的食物，促进肠道蠕动，避免便秘的发生。

· 避免性生活、重体力劳动、大负荷运动、酗酒、熬夜、吸烟等，保持身心愉快。

· 务必遵医嘱用药，其他用药也要慎重。

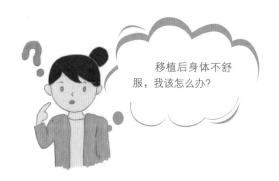

移植后身体不舒服，我该怎么办？

移植后腹痛。 若您于移植后出现"针扎样"轻微腹痛，部位、时间不定，大多与精神紧张有关，应放松心情，保持平常心，若不适逐渐加重，应去医院就诊。若突然发生剧烈腹痛，应立即到医院就诊。

移植后阴道流血。若您于胚胎移植后7~10天出现少许阴道出血或血性分泌物，伴或不伴轻微腹痛都无须紧张，保持观察出血量，并遵医嘱继续黄体支持用药，等待验孕。若阴道出血持续不止或量较多，接近或超过月经量时，需及时到医院就诊。

移植后便秘。移植后多数患者需使用黄体酮类药物保胎，兼之多数患者移植后活动量减少，饮食细致，肠蠕动减少，容易便秘。症状较轻时，您可通过调整饮食和生活方式予以纠正，多吃蔬菜水果，高纤维饮食，适量运动，避免过度卧床休息。如果便秘时间长，您可遵医嘱用药，但要避开选择孕妇禁用药物。

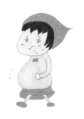

移植后腹胀胸闷。移植后出现轻度腹胀多与注射黄体酮，肠蠕动减少及过度休息有关，正常的日常活动即可。若移植后出现明显腹胀、恶心、呕吐、呼吸困难及尿量减少，应立即到医院就诊，警惕出现卵巢过度刺激综合征（OHSS）。

黄体支持

控制性卵巢刺激会导致黄体功能不足。黄体酮具有提高子宫内膜容受性的作用，可抑制子宫收缩，它还参与胚胎保护性免疫调节，有助于胚胎着床，起到保胎作用。因此，维持正常妊娠，黄体酮必不可少。医生会根据患者的身体状况来确定黄体支持药物的用量和使用时间，不足或过量的用药都会产生不良影响。鉴于部分黄体支持用药在血液中均无法检测到，如地屈孕酮片，因此，建议患者要严格执行医生的用药安排，切忌自己调整药量和用药时间。

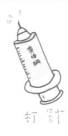

打针

吃药

阴道用药

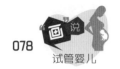

验 孕

胎胚移植后12~14天您需返院抽血检查早孕三项，根据体内激素水平调整用药。胚胎移植后28天您需返院B超检查孕囊有无胎芽和胎心搏动，并了解是单胎妊娠或是多胎妊娠。

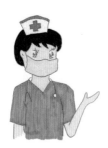

部分患者求子心切，在移植后4~5天就用验孕棒检测胚胎是否着床，这并不能准确测出是否怀孕。其实胚胎着床的时间每个人差异较大，不按时间检测只会增加自己心理负担。切忌根据自己通过验孕棒获得的检测结果擅自用药/停药。擅自停药可能会导致本已着床的胚胎停止发育。因尿hCG检测不如血hCG准确，无论试纸检测显示是否受孕均需到医院确认。

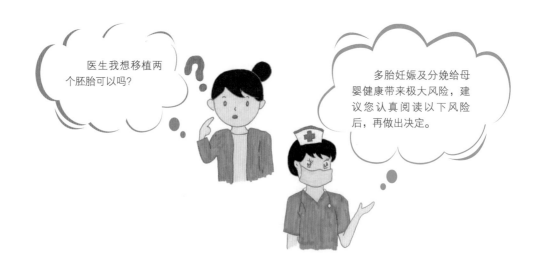

医生我想移植两个胚胎可以吗？

多胎妊娠及分娩给母婴健康带来极大风险，建议您认真阅读以下风险后，再做出决定。

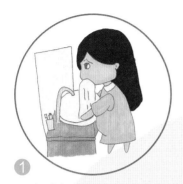

① 多胎妊娠的女性在孕早期发生妊娠剧吐的可能性增加。

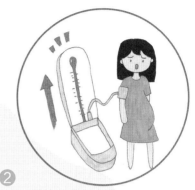

② 多胎妊娠的孕妇在孕中晚期更容易发生妊娠高血压，严重者会出现蛋白尿和子痫等症状，甚至危及母亲生命。

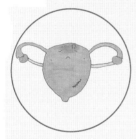

③ 既往有子宫畸形、剖宫产史及子宫肌瘤剔除史等的多胎妊娠者在孕中期会出现较高的流产率及子宫破裂风险。

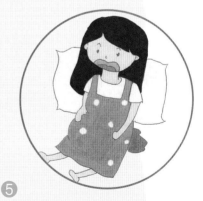

⑤ 多胎妊娠的孕妇因子宫壁过度膨胀、肌纤维过度伸展，影响肌纤维缩复从而易导致产后子宫收缩乏力。同时，多胎妊娠胎盘面积较大，分娩后胎盘剥离创面较大，均易导致产后大出血。

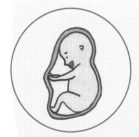

④ 因铁、叶酸及其他营养物质的储备难以满足2个或2个以上胎儿的需要，多胎妊娠者易出现贫血和胎儿生长受限等问题。

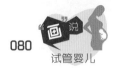

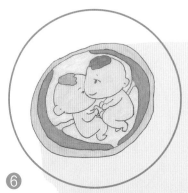

❻ 早产是多胎妊娠最常见的并发症之一，也是导致新生儿窒息，乃至死亡的重要的原因之一。

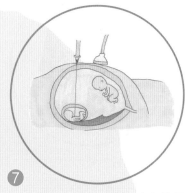

❼ 建议怀有三胎及以上的孕妇，进行减胎手术。如不减胎会严重增加孕妇的身体负担。

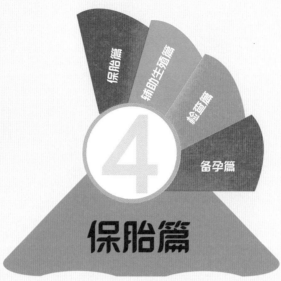

保胎篇
辅助生殖篇
检查篇
备孕篇

4

保胎篇

——保胎攻坚战

如何知道自己怀孕了?

这次怀孕会不会是宫外孕?

宝宝在肚子里还好吗?

保胎药可以不吃吗?

走出保胎的误区

如果这次没有好孕该怎么办?

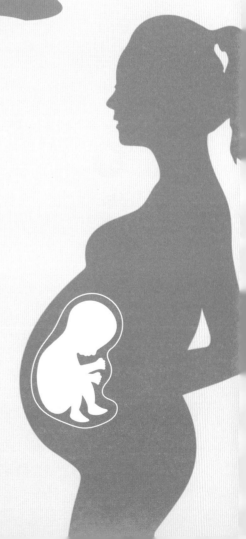

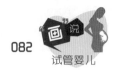

如何知道自己怀孕了？

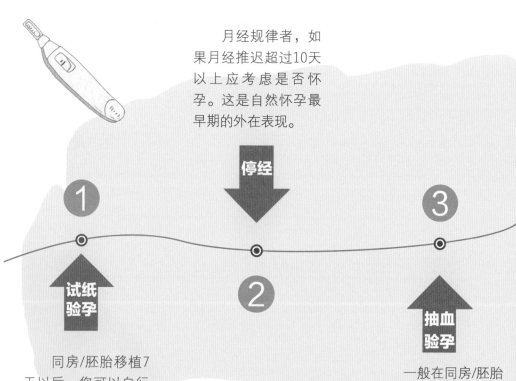

月经规律者，如果月经推迟超过10天以上应考虑是否怀孕。这是自然怀孕最早期的外在表现。

停经

① 试纸验孕

同房/胚胎移植7天以后，您可以自行使用早孕试纸进行初步检测。测前请认真阅读使用说明书。需要注意的是，试纸验孕有不准的可能。

**② **

③ 抽血验孕

一般在同房/胚胎移植后10~14天抽血检测hCG，若数值＞25U/L即可诊断妊娠。抽血验孕最可靠。

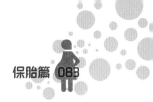

妊娠5周（月经推迟7天）就可以通过B超看到妊娠环，胎心和胎芽的出现一般在孕6~9周。

B超

基础体温指每天清晨醒后，在没有进行任何活动、未进食的情况下测量的体温。如若怀孕，体温会较排卵前升高0.3~0.5℃。该方法简单易行，可在家中自行检测。但因需要多次测量且误差较大，目前这个方法已不常用。

基础体温

④ ⑤ ⑥

早孕反应

在停经6周左右，您会出现头晕、乏力、嗜睡、食欲不振、偏食等情况，且多在清晨出现恶心、呕吐等早孕反应。一般在孕12周左右这些症状会逐渐消失。

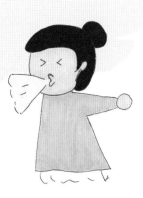

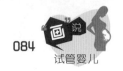

这次怀孕会不会是宫外孕?

宫外孕的专业名称是"异位妊娠",以输卵管妊娠最为常见,一般发生率约为3%,既往有宫外孕史的患者再次发生宫外孕的概率高达10%~40%。此外,患有输卵管炎症、盆腔炎症或曾行输卵管手术者,存在不同程度的输卵管问题者,也是宫外孕的高风险人群。

很多宫外孕的患者流产或者异位妊娠破裂前并不会有什么症状,部分患者可出现停经、阴道流血、腹痛等。若异位妊娠破裂,患者可出现剧烈腹痛、阴道流血增多,甚至休克等症状。

有没有办法可以在早期发现宫外孕,让我们可以做到早预防、早诊断及早治疗? 答案是肯定的。

1 血hCG

相较于宫内妊娠，异位妊娠者的血hCG值一般偏低。

血孕酮(P) **2**

异位妊娠患者的血孕酮值一般也低于正常妊娠者。

当P<25ng/mL时，应当考虑异位妊娠的可能；当P>25ng/mL，则发生异位妊娠的概率相对较小。

3 B超

若抽血结果符合妊娠诊断，B超检查宫内未探及妊娠囊，输卵管有包块，尤其是新发现的包块，伴或不伴有腹腔内出血的体征，均应高度警惕宫外孕。

其他 **4**

根据病情需要，还可能进行诊断性刮宫、阴道后穹隆穿刺、腹腔镜等检查。

需要说明的是，对于胚胎移植的患者，移植后至查hCG日这段时间内暂时不必考虑宫外孕问题。这是因为此时孕囊太小，B超尚不能检出，按时复诊并接受检查，可以尽早发现宫外孕及其他异常情况。若确诊宫外孕，医生会根据情况评估后选择药物或手术治疗。

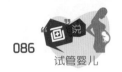

宝宝在肚子里还好吗?

孕周与预产期的推算

经过许多努力，准妈妈幸运地被诊断为宫内妊娠，那么如何知道肚子里宝宝的状况？本节将讨论这个问题。首先，各位准妈妈必须掌握一个必备技能——计算孕周和预产期。计算的重要依据——末次月经。

末次月经如何计算?

月经周期大致规律者：最近一次月经开始的第1天。

人工辅助生殖助孕者。人工辅助生殖助孕者的末次月经计算分为不同情况：

- 人工授精：末次手术日往前推15天。
- D3鲜胚/冻胚移植：移植日往前推17天。
- D5囊胚移植：移植日往前推19天。

月经周期不规律者：通常需要结合B超结果由产科医生进行判断。

孕周与预产期如何计算?

孕周计算：末次月经距今天的天数除以7。

预产期：末次月经日期（阳历）月份减3或加9，日期加7。

举例：

如果今天是2020年2月7日，末次月经是2020年1月1日，孕周是38÷7=5周（+3）天预产期则是2020年10月8日。

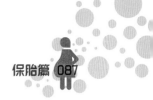

早期判断胚胎状态的指标——血hCG值

人绒毛膜促性腺激素（hCG）是孕早期判断胚胎状态的重要指标。当受精卵植入子宫壁后，hCG立即由滋养层细胞开始分泌。由于hCG的检测灵敏度较高，血hCG浓度检测已成为早孕、流产、异位妊娠、多胎妊娠及相关疾病诊断的常用指标。

一般情况下，受精后第6天，受精卵滋养层形成，开始分泌微量hCG。妊娠早期hCG分泌量增长快，约隔日增长1倍。至妊娠8~10周时血清hCG浓度达到高峰，持续约10天后缓慢下降，至妊娠中晚期血清浓度仅为峰值的约10%并持续至分娩。分娩后若无胎盘残留，产后2周内消失。

我们一般在胚胎移植后12~14天抽血化验hCG值，过早可能受到夜针的影响出现假阳性，如果检测结果为阴性，会让患者产生焦虑情绪，因此，各位无须着急验孕，复诊日抽血验孕即可。移植14天以后，隔天抽血查hCG值，数值翻倍是理想状态，若翻倍情况不理想需要及时查找原因，再针对性保胎，如血hCG值不断下降，表示保胎无效，反之则提示保胎成功。不完全流产、子宫内尚有胎盘组织残存，hCG定性为阳性，完全流产或死胎时hCG可逐渐下降至阴性。

妊娠周数	1~2周	2~3周	3~4周	4~5周	5~6周	6~8周	8~12周
hCG（IU/L）	50~500	100~5000	500~10000	1000~50000	10000~100000	15000~200000	10000~100000

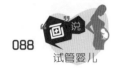
初具雏形——B超监测

在孕期我们可以通过B超检查了解胎儿的发育大致情况。

| 孕早期（孕0~12周） | 确定宫内妊娠和孕周。在孕早期应警惕宫外孕的发生，对于月经不规律的女性应通过B超核对孕周。月经规律者，孕6~9周，B超下可见清晰孕囊，并可见胎芽及胎心管搏动。 |

| 孕中期（孕13~28周） | 超声检查了解胎儿生长发育情况、羊水量、胎位、胎盘，警惕胎儿生长受限（FGR）。超声测早产高危者量宫颈长度，但孕期不推荐常规超声检查评估宫颈，以避免给孕妇带来心理的恐惧。 |

| 孕晚期（孕29~40周） | 超声检查评估胎儿大小、羊水量、胎盘成熟度、胎位和脐血流（S/D值）等。 |

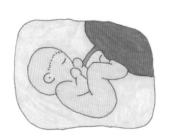

虽然B超是目前为止最常用、无创、可重复检查胎儿发育的方法，但是由于超声技术的局限性，产前超声检查并不能发现所有的胎儿畸形，也不能对胎儿以后的发育做出预测。部分胎儿畸形虽然可以通过超声检查出来，但即使是经验十分丰富的主任使用最好的超声仪，产前超声检出率也达不到100%，因此大家应当对超声筛查抱有合理预期。

孕酮

一个正常妊娠的孕妈妈，孕酮的水平通常在15ng/mL以上。大部分孕妈妈的孕酮水平在25ng/mL左右。

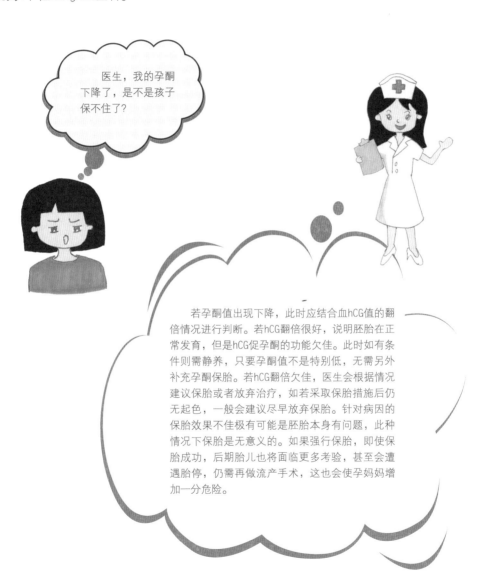

医生，我的孕酮下降了，是不是孩子保不住了？

若孕酮值出现下降，此时应结合血hCG值的翻倍情况进行判断。若hCG翻倍很好，说明胚胎在正常发育，但是hCG促孕酮的功能欠佳。此时如有条件则需静养，只要孕酮值不是特别低，无需另外补充孕酮保胎。若hCG翻倍欠佳，医生会根据情况建议保胎或者放弃治疗，如若采取保胎措施后仍无起色，一般会建议尽早放弃保胎。针对病因的保胎效果不佳极有可能是胚胎本身有问题，此种情况下保胎是无意义的。如果强行保胎，即使保胎成功，后期胎儿也将面临更多考验，甚至会遭遇胎停，仍需再做流产手术，这也会使孕妈妈增加一分危险。

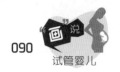

保胎药可以不吃吗?

我们知道孕期应该尽量避免不必要的用药。于是,一部分孕妈妈坚决贯彻孕期绝不吃药,出了问题不去医院,自己找偏方调养;另一部分孕妈妈则稍微腹痛、有一点分泌物就要求医生进行保胎治疗。其实,这两种想法都太过极端。只有结合自身的检查结果进行评估后才能确定下一步如何办。

哪些人需要保胎

- 做试管婴儿的准妈妈。
- 高龄的准妈妈。
- 劳累、精神压力大的准妈妈。
- 有过两次及以上不良孕史的准妈妈。
- 出现腹痛和阴道流血等症状的准妈妈。

如何保胎

- 出现阴道流血和腹痛时,首先应前往医院就诊。
- 抽血查雌二醇、孕酮、hCG值,判断保胎成功率。
- 进行相关检查判断胎儿情况。存活的胎儿才有保胎的必要。
- 遵医嘱服药。

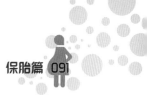

保胎虽好，可不要盲目

由于降调节和取卵都会造成一定程度的黄体功能不全。因此，对于试管婴儿助孕者而言，适当进行黄体支持是有必要的。有些孕妇没有保胎指征，仍希望医生能对其进行保胎，虽然其心情完全可以理解，但是保胎不能盲目进行。从优生优育和遗传学角度来看，大多数的流产是自然淘汰，50%～60%的原因是胚胎发育异常，其次是母体及其他因素，勉强保胎并没有太大意义，也较难成功。盲目保胎还会造成一系列的危害。

专家连线 盲目保胎的危害

·**心理创伤。**由于未找到流产的原因，多次保胎均以失败告终，孕妇会背上沉重的思想包袱。

·**过期流产。**盲目保胎将致使滞留在宫腔内的滋养层细胞/胎盘粘连于子宫壁。加之保胎使用的某些激素有抑制子宫收缩作用，使流产组织不易排出，导致过期流产。此时再行补救清宫，不仅增加孕妇痛苦，还易发生流产组织残留、子宫穿孔或术后宫腔粘连等并发症。

·**生殖系统感染。**发生感染不及时处理，可发展成慢性炎症，造成继发性不孕。

·**胎儿畸形。**有些流产是胚胎发育异常导致的，盲目保胎或将导致畸形儿出生。

·**母体凝血功能障碍。**坏死胚胎滞留宫腔内可释放凝血酶原，干扰母体凝血功能导致出血，甚至危及母体生命。

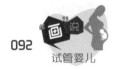

常用保胎药

孕妇不可滥用保胎药物。如病情需要，孕妇应在医生指导下进行保胎治疗，根据用药指征，针对性地用药，并注意使用方法。只有正确使用保胎药物，才能达到理想的保胎疗效。

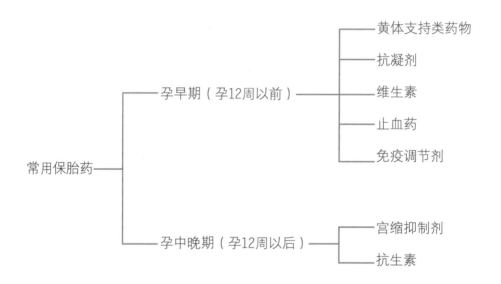

```
                                              ┌── 黄体支持类药物
                                              │
                                              ├── 抗凝剂
                                              │
                  孕早期（孕12周以前）─────────┼── 维生素
                 │                            │
                 │                            ├── 止血药
                 │                            │
常用保胎药───────┤                            └── 免疫调节剂
                 │
                 │                            ┌── 宫缩抑制剂
                  孕中晚期（孕12周以后）──────┤
                                              └── 抗生素
```

购买药物时，需根据医生的处方到正规的医院或者药店购买，购买时注意查看药品生产批准文号、生产日期、包装有无破损等，挑选口碑好的品牌。使用前仔细阅读产品说明书，注意适应证、慎用情况、禁用证。若发现自己属于慎用和禁用的人群，请及时与您的医师联系。

注意查看药品"FDA妊娠分级"。这是美国食品药品监督管理局（FDA）根据动物实验和临床用药对胎儿致畸相关的影响，将药物分为A、B、C、D、X五类，药品安全性依次递减。对于孕妇而言，C级药物须权衡利弊后用药、孕期应避免使用D级和X级药物。

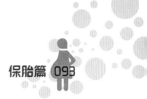

黄体支持类药物

黄体功能不全是指卵巢排卵后形成的黄体期内分泌功能不足，孕激素低于正常值，导致子宫内膜转化不足，不利于受精卵着床。黄体功能不全易导致不孕或习惯性流产。黄体支持就是通过刺激黄体分泌相应激素或外源性补充相应激素来改善黄体功能不全的情况。

绒毛膜促性腺激素（hCG）

作用：促进及支持黄体功能；含有负电荷，覆盖在滋养细胞表面，以防母体免疫细胞的攻击。

常用制剂：针剂，肌内注射。

副作用：头痛、易激动、精神抑郁、易疲劳等，偶有注射局部疼痛、过敏反应。

禁忌证：垂体增生或肿瘤、血栓性静脉炎、卵巢过度刺激综合征。

副作用：目前没有证据表明其有致畸作用。

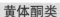

黄体酮类

作用：改善孕激素分泌不足或利用障碍，在母胎的免疫耐受上也起着重要作用。

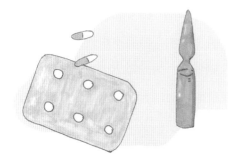

常用制剂：针剂、阴道用药、口服用药。

副作用：人工合成孕激素有弱致畸作用，天然孕激素尚未发现有致畸作用。正常剂量较安全，过大剂量增加胎儿畸形或女胎男性化等风险。

禁忌证：严重肝功能障碍。

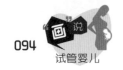

抗凝药物

抗凝药物可以预防血栓形成及治疗血栓或栓塞性疾病，如心肌梗死、肺栓塞等。同时，它还可以保护血管膜、解除血管痉挛、松弛子宫内膜平滑肌细胞、增强胎盘血液循环、改善胎儿氧气和能量供应。抗凝治疗用于孕期血栓前状态时的保胎，对妊娠及胎儿无不良影响。此外，抗凝药物对有些免疫因素引起的流产也有疗效。常用抗凝药物有低分子肝素和阿司匹林。

低分子肝素（LMWH）： 属于抗凝血酶Ⅲ（ATⅢ）依赖性凝血酶抑制剂，半衰期长，对血小板功能、脂质代谢影响少。

·优点：抗凝血因子Xa/APTT活性比肝素大，极少增加出血倾向。

·常用制剂：针剂，皮下注射。

·副作用：药物不良反应发生概率低。孕期使用对母体相对安全，对胎儿无致畸作用。

·禁忌证：对本药过敏、急性细菌性心内膜炎、血小板减少症、事故性脑血管出血患者。

阿司匹林： 对血小板聚集有抑制作用。

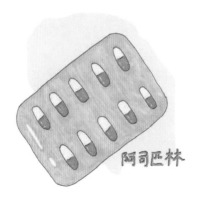

·作用：有效抑制血栓烷A2的生成，从而缓解血管收缩，减少血栓形成。

·常用制剂：口服用药。

·副作用：胃肠道出血或溃疡、支气管痉挛性过敏反应、皮肤过敏反应、肝功能或肾功能损害。

·禁忌证：严重肝功能障碍患者；有出血症状的溃疡病或其他原因的活动性出血。

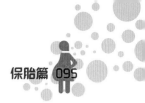
血友病或血小板减少症。

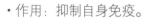
免疫调节剂

复发性流产和反复着床失败的原因中，免疫因素起到很重要的作用，若有抗磷脂综合征、自身免疫性甲状腺疾病、类风湿关节炎、干燥综合征等自身免疫性疾病时，需要使用免疫调节剂来进行精准保胎。

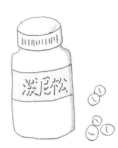

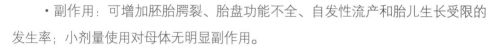
皮质激素类药物：肾上腺糖皮质激素类药物的简称。

・作用：抑制自身免疫。

・常用制剂：口服用药。

・副作用：可增加胚胎腭裂、胎盘功能不全、自发性流产和胎儿生长受限的发生率；小剂量使用对母体无明显副作用。

・禁忌证：严重的精神病史，活动性胃、十二指肠溃疡，糖尿病，严重的高血压等。

・需注意新生儿是否出现肾上腺皮质功能减退等临床问题。

免疫球蛋白（IVIG）：静脉注射用免疫球蛋白用于提高免疫力。

・作用：从1980年开始用于各种免疫紊乱疾病。

・常用制剂：静脉用药，如IgG制剂。

・副作用：安全性较高，很少发生严重不良反应。

・尚未发现对胎儿有致畸作用。

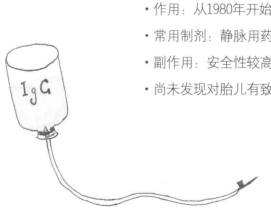

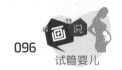

维生素

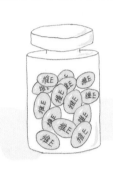

整个孕期在食补的基础上可适当通过营养补充剂补充维生素。营养补充剂在FDA的妊娠分级基本都属于A级，较为安全，复合维生素优于单一维生素，但仍需要注意选择品牌，不宜过量服用。

维生素E：纠正抗氧化失衡、保护孕酮不被氧化、增强孕酮的作用、有利于孕卵发育。孕期可适量补充。

·常用制剂：口服用药。

·副作用：安全性高，但长期使用有至血栓形成、肺栓塞、高血压、乳腺肿瘤等风险。

·慎用于维生素K缺乏、缺铁性贫血。

·尚未证实对胎儿有致畸作用。

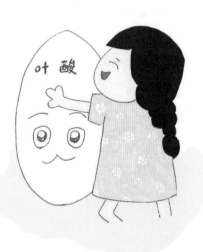

叶酸：属于B族维生素，预防胎儿神经管畸形发生。

·常用制剂：口服用药。

·副作用：安全性较高。服用后主要有厌食、恶心、腹胀等胃肠道反应。

·尚未发现对胎儿有致畸作用。

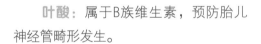

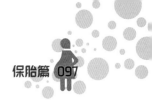

停药时间

保胎时间原则上为2周，2周后症状无好转，提示胚胎可能存在发育异常，需进行B型超声波检查及血 β –hCG测定，根据胚胎状况，给予相应处理。

对于可以继续妊娠的准妈妈，应遵医嘱进行复查，不可擅自停药，医生会根据您的情况逐步调整用药。

药品	用药时间
叶酸等维生素	孕前3个月至产后3个月均可服用
低分子肝素	如果胎儿生长发育良好，凝血纤溶指标恢复正常，即可停药；停药后必须每月复查凝血纤溶指标，有异常时需遵医嘱重新使用；必要时治疗可维持整个孕期，终止妊娠前24小时停止使用
黄体酮	用至孕8～10周，胎盘滋养细胞功能正常
阿司匹林	孕前即可以开始用药，根据情况适时调整可用至妊娠结束
泼尼松/强的松	维持至孕10周，建议至化验结果正常后可逐渐停药

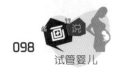

走出保胎的误区

卧床休息即可保胎

除有流产、早产、多胎妊娠等怀孕并发症的孕妇之外，医生通常会建议孕妇每天进行适量的运动，以维护健康及体力。一般的体操、游泳与温和的球类运动都是可以的，野外踏青、郊游也不会有问题。但是，太过激烈或危险的运动，如踢足球、打篮球、攀岩、百米短跑等则要避免。

孕期不能服用活血药物

没有证据表明活血药可引起流产、胎死腹中、胎儿宫内发育不良。必要时，孕妇也可以使用活血化瘀药，但一定要在医生指导下合理规范使用，以便医生及时监测用药后的病情变化。

盲目保胎

部分怀孕早期的自然流产属于自然淘汰，如果盲目保胎，有可能导致染色体异常的畸形儿出生。所以，夫妇双方或一方染色体异常者，不但不建议盲目保胎，还需接受遗传咨询，并根据具体情况，考虑进行第三代试管婴儿助孕，避免出生缺陷的发生。

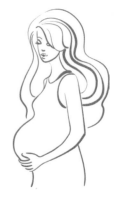

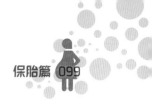

如果这次没有好孕该怎么办?

如果这次没能妊娠或者妊娠结局不佳,也请不要责备自己,就当作您的宝宝还没有准备好与您相遇吧。寻找原因,并积极应对才是需要做的事。

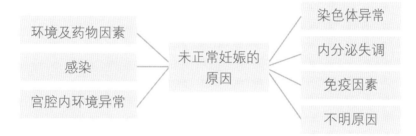

下一步该做的事

· 心态调整:保持放松心情,减少生活压力。

· 注意饮食均衡,尽量多吃富含优质蛋白的食物。

· 进行适量的运动,但应避免剧烈运动及过度劳累。

· 遵医嘱用药调理,必要时进行中医调理。

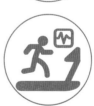

复诊时间一般是2~3个月,医生会根据您的卵巢功能、子宫内膜情况等决定下一步的治疗策略。

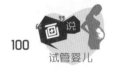

自我疏导的方法

· 减轻压力：适当运动或参加一些有益于身心健康的活动等，减轻压力。

· 尽情发泄，如哭泣、购物或大扫除等。

· 保持忙碌，避免胡思乱想。

· 积极治疗：积极寻找失败原因，并与医师讨论、确定下一步疗方案。

· 向他人诉说自己的感受：向丈夫、关心自己的人说出自己的感受。

· 保持身体健康：拥有健康的体格才能形成健康的卵子、精子和胚胎，是优生优育的基础。

· 家人的陪伴与支持：失败后女方往往承受更大的压力，这期间男方和其他家庭成员一定要积极地鼓励女方，帮助其尽快走出失败的阴影。

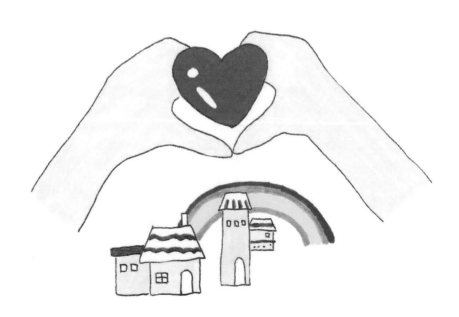

附录1　备孕事项（至少怀孕前3～6个月完成）

编号	备孕事项	执行时间
1	前往正规医疗机构进行一次全面的体检	
2	乙型肝炎、风疹病毒抗体测定，完成乙型肝炎、风疹病毒疫苗的注射	
3	看牙科医生，并进行口腔保健	
4	戒烟，劝家庭成员戒烟	
5	戒酒，少喝可乐、咖啡及功能性饮料	
6	体重管理，不可过胖或过瘦	
7	适当运动，制订夫妻健身计划	
8	远离辐射及有毒有害环境，避免做X线、CT检查（现主张不做介入或加速器则影响不大）	
9	停用有致畸可能的药物	

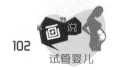

附录 2 备孕事项（至少怀孕前 3 个月完成）

编号	备孕事项	执行时间
1	补充叶酸，预防胎儿神经管畸形	
2	多吃富含蛋白质、钙、铁、碘、维生素等营养的食物，男方也可多吃牡蛎等含锌丰富的食物	
3	作息时间规律，保证充足睡眠	
4	考察并选择正规的医院	
5	了解生育保险和生育费用	
6	避免细菌及病毒感染	
7	放松心情	

附录 3　备孕的十条"纪律"

编号	备孕事项	我做到了吗?
1	不抽烟,不酗酒,避免二手烟	
2	不烫发、不染发,少化妆	
3	避免服用激素、止吐药、安眠药等药物	
4	远离放射线、农药、铅、汞、砷、镉、乙醚、二硫化碳等有毒有害物质	
5	避免X线、CT检查	
6	避免压力过大的工作	
7	避免不必要的聚会	
8	预防煤气中毒,避免接触有害气体	
9	勤通风,常打扫	

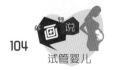
附录 4　每 100g 常见主食所含能量

编号	常见主食	能量（kcal）*	我喜欢吃吗?
1	米饭	116	
2	面条（煮）	110	
3	米粉（干）	349	
4	面包	313	
5	全麦面包	246	
6	吐司面包	278	
7	馒头	223	
8	荞麦馒头	218	
9	肉包	126	
10	烧卖	220	

* 1kcal≈4.186kJ

附录 5 常见运动燃脂平均值

编号	常见运动（按燃脂值降序排列）	我喜欢?	执行时间
1	快跑或跳绳（884kcal/h）		
2	蛙泳（724kcal/h）		
3	跑步（643kcal/h）		
4	快走（563kcal/h）		
5	自行车轻松骑（563kcal/h）		
6	篮球/网球/足球（563kcal/h）		
7	爬山（563kcal/h）		
8	爬楼梯（434kcal/h）		
9	羽毛球（281kcal/h）		
10	瑜伽普拉提（161kcal/h）		

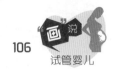

附录6　各项检查前后的注意事项

检查项目	注意事项
肝功能、肾功能、血糖、血脂等血生化项目	早上空腹抽血； 抽血前3天不要进食过于油腻、高蛋白食物，避免大量饮酒
血常规，激素测定，抗体，乙肝、TORCH等感染筛查，外周血染色体核型分析	可以不空腹抽血 除性激素测定需要按医生给定的时间抽血，其他项目随时可查 催乳素检查抽血前一天禁止性生活
女方阴道B超	检查前排干净小便，不用空腹，不要穿连体裤 监测排卵遵医嘱按时检查 不适合阴道B超的患者可行腹部B超，腹部B超应憋尿，其余注意事项同阴道B超
女方阴道分泌物，宫颈涂片检查（TCT），HPV筛查	避开月经期，检查前两天禁止性生活、冲洗阴道；若检查TCT/HPV，检查后1周内禁止性生活、盆浴
女方子宫、输卵管造影，输卵管通液术，宫腔镜	检查前应配合医生做术前检查
	检查适宜时间是月经干净后2～7天，期间无性生活
腹腔镜	检查后2周内禁盆浴和性生活，以免引发感染，影响术后恢复
	术后注意阴道流血及腹痛情况，术后遵医嘱用药
男方精液检查	检查时间距离上一次排精2～7天最佳，用手淫方法采集精液，采集的精液标本在30分钟内送检，注意保温，不能用避孕套收集
男方睾丸穿刺	术前无须做特殊准备，保持外阴清洁，不要过分紧张；术前2～3天不要性生活或进行其他的排精活动

附录 7 孕早期胚胎监测记录

姓名   年龄   末次月经

日期	孕周	hCG （IU/L）	雌二醇 （pg/mL）	孕酮 （ng/mL）	B超	其他检查 结果	用药

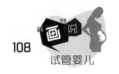

附录8 就诊流程

亲爱的朋友们，欢迎来到昆明医科大学第一附属医院生殖遗传科就诊！

此刻您来到这儿，决定通过试管婴儿受孕，我们有着共同的目标，我们会尽全力帮助您受孕，但也需要您的密切配合，通过下述内容可以帮您轻松了解试管婴儿的过程和关键环节。

每次就诊请记得携带病历本，便于后续治疗。

1. 完善相关检查

男女分别挂号。

女方检查：①空腹抽血化验（主要查看卵巢功能、与妊娠相关的指标，以及全身状态）：AMH、性激素六项、甲状腺功能、优生十项、生殖免疫抗体、血常规、凝血常规、肝肾功能、血糖血脂、血沉、术前四项；②阴道B超（查窦卵泡及生殖系统，阴道B超较腹部更准确）；③开单医生处取白带行分泌物检查（影响胚胎的相关指标）：白带常规、病原微生物；④查心电图（排除不适宜妊娠的心脏方面疾病）。

男方检查：①空腹抽血化验（主要包括生育相关检查及排除影响胚胎的传染病）：甲状腺功能、生殖免疫抗体、术前四项；需供精助孕者，男方加验血型检查；②提前2~7天排精一次行精液检查（主要查看男方生育功能及影响胚胎的相关指标）：精液常规、精子功能学检查、病原微生物。

2. 请医生查看检查结果

如无特殊情况，建议所有的检查结果拿齐后（一般需要两天，时间在每项检查后医生会给您一张拿结果的小票上显示，具体到某年某月某日某时某分，其中B超、心电图做完即有结果）一起复诊。建议挂女方号，夫妻双方可同时就诊；如男方需要开单及药物等，再行加号。

特殊情况建议与就诊医生协调沟通后安排复诊时间。

3. 建档

持单复诊查看检查结果时夫妻双方同时就诊并建档，不需挂号；如男方不能到场，请与医生沟通后调整建档时间，务必在安排取卵日之前完成建档！！！需要携带所有检查资料、双方身份证、双方结婚证原件和复印件建档，建议夫妻双方资料拍照留存、提交证件扫描录入、指纹录入；然后去到护士告知的医生处进行病历资料的录入。

> 温馨提示：医院需要收缴您的检查资料原件、身份证和结婚证复印件，所以建议来院前把身份证和结婚证都复印一份，检查资料建议复印一份自己保存，以便需要时查看。

4. 降调（部分方案无须降调，可以略过此步）

有促排之前的降调和冷冻移植前的降调方案，降调针水是小针，当天打完即可回家，根据医嘱返院复诊。

方案	开始时间	针水	返院时间	注意事项
黄体期长方案	查孕激素确定排卵	半支	常规14~21天后，请于_____返院▲	用药前查血或尿hCG，排除妊娠▲
卵泡期长方案	月经第1~5天	全支	常规28~40天后，请于_____返院▲	
冷冻移植降调方案	月经第1~5天	全支	常规28天后，请于_____返院▲	

> 温馨提示：因降调针水费用高，医生会安排有同样需求的患者共同分针，以节约费用，故需留手机号，关注来电，通知一起注射针水。鉴于月经周期不等人，建议您等待时间不超过2天，至第2天17:00，尚未找到合适的分针者，建议您至诊室咨询医生确定后打针。

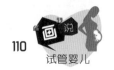

注意：降调后请根据医生告知时间返院！！！

5. 促排

您本次使用的促排方案是＿＿＿＿＿＿＿＿方案。

促排卵一般需要8～15天，共返院5～6次。请遵医嘱每天按时用药，于规定时间返院挂普通号抽血查激素水平、B超监测卵泡发育，至医生安排取卵时间。促排初期，卵泡较小，您返院的间隔时间一般为3～5天，您可以选择到我院打针或带针水回当地注射，如需带回当地注射，请务必至分诊台，详细询问针水的使用方法及注意事项。

> **注意事项**：①因存在个体差异，特殊情况医生会调整用药，遵医嘱即可；②促排后建议饮食清淡，避免重盐重油！避免剧烈运动！避免性生活！以减轻腹胀等不适，避免因剧烈运动、同房造成的卵巢扭转，取卵时可能发生的感染，后果严重！③进入促排周期后，请务必至分诊台，护士会交代详细注意事项，请一定专心聆听并牢记！

6. 取卵

达到取卵的标准，医生会告知取卵的日期。请至分诊台，护士将安排打夜针的时间，及告知注意事项。取卵当天需夫妻双方同时到场，并携带双方身份证和结婚证以备验证身份。取卵当天男方需要取精，故需在取精前2～7天排精1次，以保证取精时的精子质量，排精时间医生将根据卵泡情况提前告知。

取卵后医生会再次详细交代注意事项，包括避免同房、避免剧烈运动、饮食清淡、避免摄入过多盐分、避免食用引起腹部胀气的食物等。取卵后两天需要持取卵当日医生根据您的情况所开的检查结果复诊，医生将进行下一步处理。

温馨提示：取卵后如出现腹胀、胸闷、呼吸困难、大小便欠佳等不适，请咨询医生，以免出现更严重的后果。

7. 移植

（1）鲜胚移植，即取卵后第3天或第5天进行新鲜胚胎移植。在取卵后第2天持单复诊，医生根据情况判断是否进行。若决定进行移植，医生将告知需用药物，请至分诊台，护士将再次详细交代用药及安排移植相关事项（移植日夫妻双方需同时到场并携带双方身份证、结婚证）；若取消本周期移植，医生告知您使用药物及后续治疗后，请至_____诊室请_____医生签署《取消移植知情同意书》，并按医生交代时间复诊。

（2）冻胚移植，即由于某些因素造成取卵的周期不适合进行移植，医生建议先将胚胎冷冻，待身体条件允许后再来解冻移植冻胚。请根据医嘱时间返院复诊，共需返院3~5次，每次仅需1天，期间需视情况复查性激素、B超和白带，至医生告知移植日，请至分诊台安排移植相关事宜，同鲜胚移植。

8. 移植后复诊

常规移植后14天复诊，因特殊情况使用免疫球蛋白注射或益赛普、阿达木单抗注射者，常规移植后7天复诊，需抽血查雌激素、孕激素、hCG，以判断是否妊娠及后续用药。

温馨提示：移植后如果您发现药物不够使用到复诊日，请提前备好药物，避免因药物使用不足而导致移植失败！

9. 相关特殊情况

（1）男方需行睾丸穿刺者加查性激素检查、外周血核型分析、Y染色体微缺失检查、血常规、凝血常规、术前四项（门诊辅楼2楼抽血化验），泌尿系及男性生殖系统超声（门诊辅楼3楼超声科），根据结果安排穿刺时间。

（2）出现反复移植失败、反复胚胎停育或者经查发现免疫相关问题并且可能影响试管成功者，请根据医嘱正确使用药物，不要擅自停药。

以上是对试管婴儿诊治流程的简单介绍，希望您在阅读后能大致了解在试管

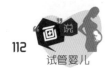

婴儿过程中您需要准备什么、需要做什么。但是试管婴儿技术复杂，远非简短介绍能够全面概括，因此，若您的治疗超出上述，或您有其他疑问，请积极与您的主治医生和护士沟通，我们的医生、护士非常欢迎您的咨询，我们由衷希望您能成功孕育一个健康可爱的宝宝。最后，祝您好孕！

附录9　病历信息

女方：年龄____岁，病历号_____　　**男方**：年龄____岁，病历号_____

主诉：顺产/剖宫产__次，人流__次，不良孕史__次，未避孕__年未孕。

现病史：婚后__年，同居/夫妻异地（约每个月见面__天），性生活正常/不正常（约__次，原因是_____），未避孕未孕至今。

排卵监测：____年__月至____年__月共监测排卵__个周期，其中__个周期提示有优势卵泡，__个周期提示有排卵（第__个周期使用促排药物，为_____，结果_____）。

输卵管检查：____年__月在_____医院行输卵管造影/宫腔镜/超声晶氧/腹腔镜，查输卵管情况：_____。

如有**不良孕史**：

次数	时间	孕周	生化妊娠	自然流产	稽留流产	早产	清宫
第 次	年 月				见/未见胎心		是/否
第 次	年 月				见/未见胎心		是/否
第 次	年 月				见/未见胎心		是/否
第 次	年 月				见/未见胎心		是/否

男方于____年__月在_____医院行精液分析示正常/异常：_____，未使用/使用药物_____治疗，后未复查/于_____复查，结果显示_____。

婚姻史：初婚/再婚/未婚。男方：初婚/再婚/未婚。

生育史：_____。顺产__次，剖宫产__次（于____年与前夫/现任丈夫顺产/剖宫产一子/女（体健/疾病_____），于____年与前夫/现任丈夫顺产/剖宫产一子/女（体健/疾病_____），于____年与前夫/现任丈夫顺产/剖宫产一子/女（体健/疾病_____），人流__次，早产__次（____年于孕____周顺产/剖宫产早产一子/女，现存活/于出生_____因_____夭折）。

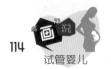

月经史： 月经规律/不规律，__岁初潮，__/__，LMP：__—__—__。

既往史：

	肝炎	结核	梅毒	艾滋	高血压	糖尿病	手术史	其他
女方								
男方								

食物药敏史：

辅助检查（▲为孕前检查必查项目，△为IVF加查，□为复发性流产加查）：

女方：

▲AMH			ng/mL
▲性激素六项	FSH		mIU/mL
	LH		mIU/mL
	E$_2$		pg/mL
	P		ng/mL
	PRL		ng/mL
	T		ng/mL
▲甲状腺功能	TSH		mIU/mL
	FT3		pmol/L
	FT4		pmol/L
	ATG		IU/mL
	A-TPO		IU/mL
▲TORCH	TOX-IgM		
	CMV-IgM		
	RV-IgM		
	HSV1-IgM		
	HSV2-IgM		

续表

▲生殖免疫抗体	ASA–IgM		
	AZP–IgM		
	AEA–IgM		
	AOA–IgM		
	ACA–IgM		
△血常规	HGB		g/L
	WBC		$\times 10^9$/L
	N%		%
	PLT		$\times 10^9$/L
△凝血常规	PT		秒
	INR		
	PTR		%
	PTA		%
	ISI		
	FIB		g/L
	TT		秒
	APTT		秒
△肝功能	ALT		IU/L
	AST		IU/L
	TBIL		
	DBIL		μmol/L
	IDIL		μmol/L
	TBA		μmol/L
	GGT		IU/L
△肾功能	Ur		mmol/L
	Cr		μmol/L
	UA		μmol/L

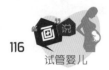

续表

△空腹血糖			mmol/L
△血脂	CHOL		mmol/L
	TG		mmol/L
△术前四项	HBsAg		
	HBsAb		
	HBeAg		
	HBeAg		
	HBcAb		
	HBcAb-IgM		
	PRE-S1		
	HCV		
	MDU		
	RPR		
	HIV-Ab		
△血沉			mm/h
△血型	血型		
▲经阴道B超	Em		mm
	LF	约（　　）个	最大（　　）
	RF	约（　　）个	最大（　　）
	其他		
▲白带常规	洁度		I
	酵母样真菌孢子		
	假菌丝		
	加特纳球杆菌		
	线索细胞		

续表

	UU		
▲支原体	MH		
	敏感药物		
▲衣原体			
△淋球菌			
△心电图			

复发性流产相关检查：

胰岛素测定	IRI	— — — —	mU/L
抗磷脂谱	抗心磷脂总抗体		RU/mL
	抗心磷脂抗体–IgA		PL–IgA–U/mL
	抗心磷脂抗体–IgG		PL–IgG–U/mL
	抗心磷脂抗体–IgM		PL–IgM–U/mL
	抗β2糖蛋白1总抗体		RU/mL
	抗β2糖蛋白1抗体–IgA		RU/mL
	抗β2糖蛋白1抗体–IgG		RU/mL
	抗β2糖蛋白1抗体–IgM		RU/mL
类风湿相关抗体	类风湿因子IgA		RU/mL
	类风湿因子IgG		RU/mL
	类风湿因子IgM		RU/mL
	抗环瓜氨酸肽抗体		U/mL
	抗角蛋白抗体		
	抗角蛋白抗体滴度		

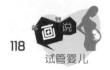

续表

抗核抗体	ANA		
	ANADD		
	dsDNA		
	dsDNADD		
	ANA02		
	ANA03		
	ANA04		
	Ro-52		
	ANA06		
	ANA07		
	ANA08		
	ANA09		
	ANA10		
	ANA11		
	ANA12		
	ANA13		
	ANA14		
	ANA15		
	AMA-M2		
血浆纤溶系统检测	FDP		mg/L
	DD2		μg/mL
	AT Ⅲ		%
同型半胱氨酸检测			μmol/L
超敏C反应蛋白测定			

续表

25羟维生素D		nmol/L
CA125		U/mL
免疫球蛋白及补体定量测定	IgG	g/L
	IgA	g/L
	IgM	g/L
	C3	g/L
	C4	g/L
Th1/Th2亚群相关细胞因子检测	IL-2	pg/mL
	IL-4	pg/mL
	IL-6	pg/mL
	IL-10	pg/mL
	TNF-α	pg/mL
	IFN-γ	pg/mL
淋巴亚群分析	T淋巴细胞比例	%
	Tc/Ts细胞比例	%
	Th细胞比例	%
	DP细胞比例	%
	DN细胞比例	%
	NK细胞比例	%
	B淋巴细胞比例	%
	Th/Ts比值	
结核菌抗体检测		
叶酸代谢能力测定	677位点	
	1298位点	
外周血染色体核型分析		

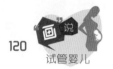
男方：

▲精液常规分析	禁欲天数		天
	精液量		mL
	pH值		
	液化时间		分钟
	精子浓度		百万/毫升
	PR		%
	PR+NP		%
	精子正常形态		%
▲精子功能学检查	无碎片		%
	有碎片		%
	顶体酶活性		μIU/10^6
▲甲状腺功能	TSH		μIU/mL
	FT3		pmol/L
	FT4		pmol/L
	ATG		IU/mL
	A-TPO		IU/mL
▲TORCH	TOX-IgM		
	CMV-IgM		
	RV-IgM		
	HSV1-IgM		
	HSV2-IgM		
▲生殖免疫抗体	ASA-IgM		
	ACA-IgM		

续表

△术前四项	HBsAg		
	HBsAb		
	HBeAg		
	HBeAg		
	HBcAb		
	HBcAb-IgM		
	PRE-S1		
	HCV		
	MDU		
	RPR		
	HIVAb		
▲支原体	UU		
	MH		
	敏感药物		
▲衣原体			
▲淋球菌			

诊断：

□原发性不孕/继发性不孕

□卵巢功能

□输卵管因素

□男方因素

□其他

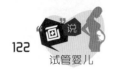

下一步处理：

☐女方监测排卵

☐女方输卵管检查

☐男方复查精液

☐男方药物治疗

是/否有IVF助孕的指征（指征如下）：

☐卵子/受精卵运输障碍：输卵管堵塞/输卵管积水/输卵管结核/输卵管缺如/功能丧失

☐女方排卵障碍，反复常规治疗后仍未妊娠

☐女方子宫内膜异位症，常规治疗后仍未妊娠

☐免疫性不孕，常规治疗或人工授精仍未妊娠

☐不明原因不孕，人工授精失败3次以上

☐男方精液分析异常，人工授精失败或不适宜人工授精

☐有遗传性疾病需胚胎植入前遗传学诊断者

☐其他

促排阶段

日期	使用方案	使用药物	下次返院时间	需行检查
— —		rFSH，HMG，LE，hCG，GnRH-α	— —	
— —	①拮抗剂方案；②卵泡期长方案；③黄体期长方案；④PPOS方案；⑤微刺激方案；⑥自然周期方案	rFSH，HMG，LE，hCG，GnRH-α	— —	抽血查性激素、B超
— —		rFSH，HMG，LE，hCG，GnRH-α	— —	
— —		rFSH，HMG，LE，hCG，GnRH-α	— —	
— —		rFSH，HMG，LE，hCG，GnRH-α	— —	
— —		rFSH，HMG，LE，hCG，GnRH-α	— —	

拟于_____年____月____日取卵。

移植阶段 □鲜胚移植　□冻胚移植

拟于_____年____月____日行鲜胚移植。用药如下：

药名	芬吗通		地屈孕酮	黄体酮软胶囊	黄体酮针	雪诺酮	肝素	其他
	红片	黄片						
用法								
用量								

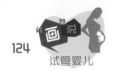

试管婴儿

　　拟于_____年___月___日行冻胚移植。用药如下：

药名	返院日期	芬吗通		阿司匹林	泼尼松	肝素	尿促性素	其他
		红片	黄片					
用法								
用法								
用法								

药名	返院日期	黄体酮针	黄体酮软胶囊	雪诺酮	环孢素	立升素	其他
用法							
用法							
用法							